中国居民
慢性阻塞性肺疾病
监测报告

（2014—2015）

中国疾病预防控制中心慢性非传染性疾病预防控制中心　编著

人民卫生出版社

图书在版编目（CIP）数据

中国居民慢性阻塞性肺疾病监测报告 . 2014—2015 /
中国疾病预防控制中心慢性非传染性疾病预防控制中心编
著 . —北京：人民卫生出版社，2019

　ISBN 978-7-117-28015-0

　I. ①中… 　Ⅱ. ①中… 　Ⅲ. ①慢性病 – 阻塞性肺疾病
– 监测 – 研究报告 – 中国 –2014–2015 　Ⅳ. ①R563.9

中国版本图书馆 CIP 数据核字（2019）第 024066 号

人卫智网	www.ipmph.com	医学教育、学术、考试、健康， 购书智慧智能综合服务平台
人卫官网	www.pmph.com	人卫官方资讯发布平台

中国居民慢性阻塞性肺疾病监测报告（2014—2015）

编　　著：中国疾病预防控制中心慢性非传染性疾病预防
　　　　　控制中心
出版发行：人民卫生出版社（中继线 010-59780011）
地　　址：北京市朝阳区潘家园南里 19 号
邮　　编：100021
E - mail：pmph @ pmph.com
购书热线：010-59787592　010-59787584　010-65264830
印　　刷：北京画中画印刷有限公司
经　　销：新华书店
开　　本：787×1092　1/16　　印张：7
字　　数：175 千字
版　　次：2018 年 12 月第 1 版　2018 年 12 月第 1 版第 1 次印刷
标准书号：ISBN 978-7-117-28015-0
定　　价：38.00 元

打击盗版举报电话：010-59787491　E-mail：WQ @ pmph.com
（凡属印装质量问题请与本社市场营销中心联系退换）

《中国居民慢性阻塞性肺疾病监测报告（2014—2015）》
编写委员会

主　审　李新华

主　编　王临虹　方利文　吴　静

编写人员（以姓氏笔画为序）：

王　宁　王宝华　王临虹　方利文　丛　舒　包鹤龄

冯雅靖　陈敏媛　吴　静　樊　静

前　言

　　慢性阻塞性肺疾病(以下简称"慢阻肺")是一种常见的、可以预防和治疗的疾病,以持续呼吸症状和气流受限为特征,通常是由于明显暴露于有毒颗粒或气体引起的气道和(或)肺泡异常所导致。在我国,慢阻肺也是居民主要死因,2014年中国死因监测数据显示,非感染性呼吸系统疾病是我国第4位死亡原因,慢阻肺所占比例达到91.0%。慢阻肺已经严重影响了我国居民的健康,并给家庭和社会造成了巨大的经济损失。开展慢阻肺监测,建立国家慢阻肺监测数据库,动态地掌握我国慢阻肺及其危险因素的流行现状和变化趋势,科学制定和评价慢阻肺预防控制策略和措施已经成为当务之急。

　　2002—2004年一项在我国7省市开展的慢阻肺流行病学调查显示,全国40岁及以上人群慢阻肺患病率为8.2%。尽管在2004年、2007年和2010年开展的全国慢性病及危险因素监测中,收集了部分关于慢阻肺患病或症状的信息,由于缺乏肺功能检查数据,很难准确、动态、连续地反映我国慢阻肺患病情况以及相关影响因素的流行和变化趋势。

　　为了全面而准确地掌握我国城乡、不同地区居民慢阻肺患病及其相关危险因素的流行状况和发展趋势,2014年国家首次将慢阻肺监测纳入国家重大公共卫生项目中国居民慢性病与营养监测项目,作为中央补助地方公共卫生专项中慢性病防控项目的一项重要内容,计划每5年开展一次现场调查,并委托中国疾病预防控制中心慢性非传染性疾病预防控制中心负责制订技术方案,承担组织实施工作。

　　2014年中国居民慢阻肺监测覆盖全国31个省(自治区、直辖市)的125个监测县(区),对40岁及以上常住居民75 000余人进行了调查。本次监测的调查内容包括询问调查、身体测量、肺功能检查等,采用集中方式收集信息。询问调查包括家庭问卷调查和个人问卷调查,家庭问卷主要收集家庭基本情况、家庭成员登记及家庭联系过程信息;个人问卷主要收集个人基本信息、知识知晓及疾病知晓情况、呼吸道症状及疾病管理、吸烟情况、室内污染燃料暴露、职业因素暴露等危险因素,肺功能检查禁忌证等。身体测量包括身高、体重、腰围、血压和心率测量。所有调查对象在排除禁忌证后均进行肺功能检查,包括基础肺功能测试、支气管舒张试验和舒张试验后肺功能测试等。对支气管舒张试验后肺功能测试可能存在气道阻塞的调查对象进行肺部影像学检查。

　　本次监测获得了大量数据和信息,本报告对慢阻肺的患病情况,烟草烟雾暴露、职业粉尘和有害气体暴露、室内空气污染等相关危险因素以及慢阻肺疾病知晓与诊治情况进行了分析,其他内容将以专题报告或论文等形式陆续出版和发布。

　　本次监测工作得到了卫生健康委的指导和各级卫生行政部门的大力支持,全国 31 个省(自治区、直辖市)疾病预防控制中心以及 125 个监测县(区)疾病预防控制中心的 3000 余名工作人员积极参加本次调查,各省(自治区、直辖市)、监测县(区)各级临床机构提供了技术支持,国家技术专家组各位专家给予了全方位的指导和帮助,在此对大家的支持和辛勤付出一并表示衷心的感谢。

　　由于编者水平有限,本报告如有不足之处,敬请各位读者批评指正。

编者

2018 年 3 月

目　录

摘　要

一、调查基本情况

中国居民慢性阻塞性肺疾病监测(以下简称"慢阻肺监测")是在国家卫生健康委员会疾病预防控制局的领导下,由中国疾病预防控制中心协调支持,临床专家技术帮助,中国疾病预防控制中心慢性非传染性疾病预防控制中心(以下简称"中国疾控中心慢病中心")组织实施的监测工作。目的是建立适合中国国情的慢阻肺监测系统,掌握我国40岁及以上居民中慢阻肺及其相关因素的流行情况与变化趋势,为国家制定慢阻肺防控政策提供科学依据,同时建立一支业务素质高、技术能力强的慢阻肺监测与防控队伍。

2014年,我国首次将慢阻肺监测纳入国家重大公共卫生项目——中国居民慢性病与营养监测项目,作为中央补助地方公共卫生专项中慢性病防控项目的一项重要内容。根据《财政部、国家卫生计生委关于下达2014年公共卫生服务补助资金的通知》(财社[2014]37号)和《中国疾病预防控制中心关于落实中国居民慢性病与营养监测工作相关要求的通知》(中疾控慢社发[2014]397号)要求,中国疾控中心慢病中心于2014—2015年在全国31个省的125个监测点首次组织实施了中国居民慢阻肺监测工作。慢阻肺监测以全国疾病监测点(disease surveillance points, DSPs)为基础,每5年开展一次现场调查。

中国居民慢阻肺监测采用多阶段分层整群随机抽样的方法进行抽样框设计。在全国疾病监测点中确定慢阻肺监测点,考虑到区域和城乡的代表性和地理分布均衡性,按照区域(东、中、西部)将全国分为三层,每层内按照城镇化水平(高、低)分为2层,在每层的全国疾病监测点中随机抽取慢阻肺监测点,以31个省的人口规模比例分配监测点数,每省至少2个监测点。每个监测点随机抽取3个乡镇/街道,每个乡镇/街道随机抽取2个行政村/居委会,每个行政村/居委会随机抽取1个村民小组(至少包括150户含有40岁及以上居民的家庭户),每个村民小组随机抽取100户家庭,每个家庭内随机抽取1名40岁及以上居民进行调查。全国计划调查人数为75 000人,完成调查75 107人。慢阻肺监测结果具有全国代表性。

中国居民慢阻肺监测的调查内容包括询问调查、身体测量、肺功能检查等,采用集中调查方式收集信息。询问调查包括家庭情况调查和个人问卷调查,家庭情况主要收集家庭基本信息、家庭成员登记及家庭联系过程信息;个人问卷主要收集个人基本信息、知识知晓及疾病知晓情况、呼吸道症状及疾病管理、吸烟情况、室内污染燃料暴露、职业因素暴露等危险因素，肺功能检查禁忌证等。身体测量包括身高、体重、腰围、血压和心率测量。所有调查对象在排除禁忌证后均进行肺功能检查，包括基础肺功能测试、支气管舒张试验和舒张试验后肺功能测试，检查指标主要包括一秒用力呼气容积、六秒用力呼气容积、呼气最大峰流速和用力肺活量等。支气管舒张试验后肺功能测试存在气流受限的调查对象做胸部正位 X 线检查。采用便携式肺量计，以用力肺活量测定方法（深吸气法，流速 - 容量曲线）进行肺功能检查；胸部 X 线检查在本地区二级及以上医疗机构进行，由两名省级医疗机构胸科医生平行阅片。全部数据采集和审核过程均通过电子化问卷或在信息收集管理平台上完成。

为保证调查数据的可靠性，中国疾控中心慢病中心针对监测工作的各环节制订了严格的质量控制方案，建立国家、省和监测点三级质量控制体系，在调查前准备阶段、调查期间与调查结束后数据审核清理和分析等各个环节实施严格质量控制。国家级师资培训省级师资 342 人，培训监测点技术骨干 250 人，省级师资培训监测点工作人员 1800 余人，培训合格率均达到 100%。各省疾控中心对所辖监测点进行现场督导和技术指导，省级督导率达到 100%。中国疾控中心慢病中心对所有省份第一个启动的监测点进行督导并开展强化培训，重点对存在困难和问题的省份及监测点提供技术支持，帮助部分省份如西藏开展培训等，完成对 31 个省份 42 个监测点的现场督导和强化培训。统一调查工具和标准，严格遵循现场调查流程以及肺功能检查操作与质量控制标准，采用评级方式对所有肺功能测试结果进行质量控制。各省质量评估组负责对本省所有肺功能测试的分级评价，要求各监测点 A 级测试不低于 70%，C 级及以上测试不低于 95%，最终评级率达到 100%。国家质量评估组按照 5% 的比例随机抽查肺功能评级。中国疾控中心慢病中心确定数据清理和分析方案，两组人员平行清理数据，发现问题及时与省级疾控中心和各监测点沟通，核对数据并修正错误。

本次监测的 125 个监测点共完成询问调查 75 107 人，完成基础肺功能测试 69 933 人，完成支气管舒张试验后肺功能测试 68 984 人，其中肺功能测试合格即达到 C 级及以上 66 752 人，合格率即 C 级及以上率达 96.8%。

二、主要结果

（一）调查对象基本情况

2014 年中国居民慢性阻塞性肺疾病监测共调查 40 岁及以上有效样本为 75 107 人，其中男性 37 312 人（49.7%），女性 37 795 人（50.3%），男女性占比基本一致；40~49 岁、50~59 岁、60~69 岁、70 岁及以上的样本量分别为 23 508 人（31.3%）、24 526 人（32.7%）、19 882 人（26.5%）和 7191 人（9.5%）。城市居民 35 702 人（47.5%），农村居民 39 405 人（52.5%），农村居民比例略高于城市。东部、中部和西部地区分别为 26 487 人（35.3%）、22 195 人（29.5%）和 26 425 人（35.2%）。

（二）慢阻肺患病情况

1. 慢阻肺患病率　2014 年，我国 40 岁及以上居民慢阻肺患病率为 13.6%，其中男性

患病率为19.0%，女性为8.1%，男性明显高于女性。40~49岁年龄组人群患病率为6.5%（男性9.0%、女性4.0%）、50~59岁患病率为12.7%（男性17.8%、女性7.5%）、60~69岁患病率为21.2%（男性30.4%、女性11.7%）、70岁及以上患病率为29.9%（男性42.3%、女性18.5%），患病率随年龄增长而升高。城市地区慢阻肺患病率为12.2%，农村地区为14.9%，农村地区高于城市地区。东、中、西部地区的慢阻肺患病率分别为13.7%、10.9%和16.9%，其中西部农村（18.2%）最高，其次为东部农村（15.3%）和西部城市（15.0%），东部城市（12.4%）、中部农村（11.7%）和中部城市（9.8%）依次降低。

2. 慢阻肺患者气流受限严重程度　2014年，我国40岁及以上慢阻肺患者中，气流受限严重程度分级为轻度、中度、重度和极重度的比例分别为56.4%、36.3%、6.5%和0.9%。男性慢阻肺气流受限严重程度分级为中度及以上的比例为43.3%，女性为44.4%，女性高于男性。高年龄组患者中度及以上的比例高于低年龄组。城市和农村地区慢阻肺气流受限严重程度分级构成比相似。中部地区气流受限严重程度分级为中度及以上慢阻肺患者比例最高（49.5%），其次为东部地区（43.8%）和西部地区（39.4%）。

（三）慢阻肺相关危险因素

1. 烟草烟雾暴露　2014年，我国40岁及以上居民吸烟率为40.0%，男性（74.1%）明显高于女性（5.4%）。40~49岁、50~59岁、60~69岁年龄组人群吸烟率依次增高分别为38.1%、42.2%及43.2%，到70岁及以上年龄组又降低至37.0%。农村居民吸烟率（41.2%）略高于城市（38.8%），西部地区最高（40.9%），其次是中部地区（39.8%）和东部地区（39.6%）。

我国40岁及以上居民现在吸烟率为31.0%，男性（57.6%）明显高于女性（4.0%）；40~49岁居民现在吸烟率为32.6%，50~59岁为33.4%，60~69岁为30.2%，70岁及以上为22.8%；农村（32.4%）高于城市（29.5%），东、中、西部地区现在吸烟率（30.5%、31.0%、32.0%）依次增高但是差异很小。

2. 职业粉尘和（或）有害气体暴露　2014年，我国40岁及以上居民职业粉尘和（或）有害气体暴露率为46.3%，男性（51.4%）高于女性（41.0%）；男性40~49岁年龄组人群职业粉尘和（或）有害气体暴露率最高为54.0%，女性50~59岁年龄组人群暴露率最高为43.6%；农村（51.7%）明显高于城市（40.3%），西部地区（59.0%）明显高于中部地区（42.7%）和东部地区（41.2%）。

在有职业粉尘和（或）有害气体暴露的人群中，职业粉尘和（或）有害气体防护率为26.7%，男性（26.9%）与女性（26.5%）基本一致；40~49岁人群职业防护率最高为32.8%；城市（30.6%）高于农村（24.0%）；西部地区最低仅为22.9%，其次为中部地区（27.0%）和东部地区（29.9%）。

3. 室内空气污染　2014年，我国40岁及以上居民的家庭烹饪污染燃料（含生物燃料和煤/煤油燃料）使用比例为48.8%，以生物燃料为主，家庭烹饪使用生物燃料的比例为38.5%。60~69岁年龄组人群中家庭烹饪使用污染燃料的比例最高为56.3%。农村家庭烹饪污染燃料使用比例（66.4%）明显高于城市（29.7%），中部地区（59.5%）和西部地区（56.5%）接近，且明显高于东部地区（35.8%）。

40岁及以上居民的家庭取暖污染燃料（含生物燃料和煤燃料）使用比例为36.3%，以煤燃料为主，使用比例为26.7%。农村家庭取暖使用污染燃料的比例（48.3%）明显高于城市（23.3%），中部地区家庭取暖使用污染燃料的比例（43.6%）最高，西部地区（34.6%）次之，东部

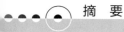

地区(31.7%)略低于西部地区。

(四)慢阻肺疾病知晓与诊治情况

1. 慢阻肺知晓情况　2014 年,我国 40 岁及以上的慢阻肺患者中,慢阻肺患病知晓率仅为 0.9%,男性(1.0%)高于女性(0.6%),60~69 岁人群慢阻肺患病知晓率最高为(1.1%),城市(1.2%)略高于农村(0.7%),东、中、西部地区间差异较小,分别为 0.8%、0.7% 和 1.1%。

40 岁及以上居民的慢阻肺疾病名称知晓率为 9.2%,男性(9.3%)与女性(9.1%)基本一致,60~69 岁年龄组的知晓率最高为 10.4%,70 岁及以上年龄组的知晓率最低为 8.1%。城市(11.1%)高于农村(7.5%),东部地区(11.2%)最高,其次为西部地区(10.1%)和中部地区(5.9%)。

2. 肺功能检查情况　2014 年,我国 40 岁及以上慢阻肺患者肺功能检查率为 5.9%,男性(6.1%)略高于女性(5.3%),70 岁及以上慢阻肺患者肺功能检查率最高为 7.2%,城市(8.2%)明显高于农村(4.2%);东、中、西部地区依次为 6.6%、5.3% 和 5.6%。

我国 40 岁及以上居民肺功能检查率为 4.5%,男性(5.6%)高于女性(3.3%);60~69 岁人群肺功能检查率最高为 4.8%;城市(5.8%)高于农村(3.2%),东部地区(5.3%)最高,其次为西部地区(4.2%)和中部地区(3.5%)。

三、主要发现与建议

(一)主要发现

1. 慢阻肺患病率水平增加,患者气流受限程度严重　我国 40 岁及以上居民慢阻肺患病率为 13.6%,与 10 年前相比增长明显。

有 43.6% 的慢阻肺患者气流受限程度为中、重度和极重度,慢阻肺患者早期发现及控制环节薄弱。

2. 慢阻肺的相关危险因素普遍流行　我国 40 岁及以上居民吸烟率达 40.0%,现在吸烟率达 31.0%,男性吸烟率和现在吸烟率分别达 74.1% 和 57.6%,居民烟草烟雾暴露严重。

近 1/2 的 40 岁及以上居民曾经有过 1 年以上的职业粉尘和(或)有害气体暴露,而其中只有 1/4 的职业暴露人群使用防护设备。

我国 40 岁及以上居民中,近 1/2 的家庭仍然使用污染燃料进行烹饪,超过 1/3 的家庭使用污染燃料取暖,家庭污染燃料燃烧造成的室内空气污染问题仍需关注。

3. 大众对慢阻肺认知不足,人群肺功能检查水平极低　40 岁及以上居民的慢阻肺疾病名称知晓率仅为 9.2%,慢阻肺患病知晓率不足 1%,大众对慢阻肺的认知程度亟待提高。

40 岁及以上居民肺功能检查率不足 5%,慢阻肺患者的肺功能检查率不足 6%,肺功能检查和慢阻肺诊断能力明显不足,绝大多数慢阻肺患者没有得到诊治。

(二)建议

1. 将慢性呼吸系统疾病防治理念融入各项政策,构建以慢阻肺为主的慢性呼吸系统疾病综合防控体系,推进各项相关卫生防治政策的制订与落实。

2. 持续开展慢阻肺人群监测,扩大监测范围,使监测信息具有国家和省代表性;完善慢阻肺综合监测体系,逐步实施慢阻肺患病、发病及患者随访管理等监测;加强对监测信息的深度挖掘与综合分析,开展监测相关研究,为制订慢阻肺防治政策与策略提供科学依据。

3. 通过多种途径,即以国家项目推动(如慢阻肺综合监测项目、高危人群慢阻肺筛查项目等),提高基层医疗机构的慢阻肺诊疗水平,实行高危人群肺功能筛查首诊机制,在高危人群和职业人群中开展肺功能检查,将肺功能检查项目纳入 40 岁以上人群常规体检等策略措施,不断提高肺功能检查水平。

4. 开展慢阻肺综合干预,将慢阻肺患者管理纳入基本公共卫生服务范围。

5. 加强基层医疗卫生机构的慢性呼吸系统疾病防控能力建设,增加各级疾控机构专业人员的配备及基层医疗卫生机构硬件设施配备,明确各级医疗卫生机构在慢阻肺综合防控领域的职责和任务,提高医疗卫生体系在慢阻肺防治方面的应对能力。

6. 广泛开展健康教育与健康促进活动,增强全社会对慢阻肺的认识和关注,提升全民针对慢阻肺防治的健康素质。

7. 加强部门间合作,营造防治慢性呼吸系统疾病的社会支持环境,控制慢阻肺相关危险因素的流行。

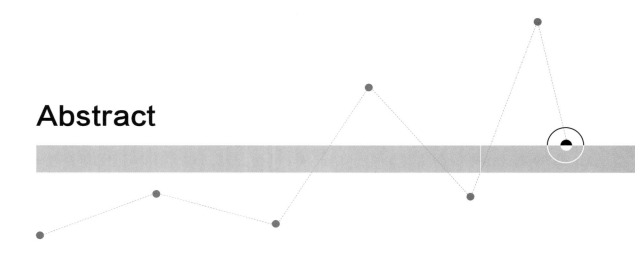

Abstract

1. Overview of the surveillance

The surveillance of chronic obstructive pulmonary disease among Chinese residents (COPD surveillance) is the survey organized and implemented by the National Center for Chronic and Non-communicable Diseases Control and Prevention (NCNCD), under the leadership of the Disease Prevention and Control Bureau of the National Health Commission. The work is coordinated by the Chinese Center for Disease Control and Prevention (China CDC), and technologically assisted by the clinical experts. The aim is to establish a COPD surveillance system suitable for national conditions, to learn the prevalence and trends of COPD and related factors among residents aged 40 years or older in China, and to provide a scientific basis for the development of policies on COPD prevention and control. It is also aimed to establish a team to monitor and control COPD with high quality and technical ability.

In 2014, for the first time, COPD surveillance was included in the National Major Public Health Project - chronic disease and nutrition surveillance project, as an important part of chronic disease prevention and control projects in the special projects of central subsidy for local public health. According to the requirements of "The Notice of the Ministry of Finance and the National Health and Family Planning Commission on the Issuance of 2014 Public Health Service Subsidy Fund" (Financial community [2014] No. 37) and "The Notice of the Chinese Center for Disease Control and Prevention on the Relevant Requirements for the Implementation of Chronic Diseases and Nutrition Surveillance in Chinese Residents" (China CDC Chronic Disease Community [2014] No. 397), the NCNCD Center of China CDC first organized and implemented the COPD surveillance among Chinese residents at 125 counties/districts in 31 provinces from 2014 to 2015. The COPD surveillance is conducted every five years based on the National Disease Surveillance Points (DSPs).

A multi-stage stratified cluster random sampling method was used to design the sampling frame in the COPD surveillance among Chinese residents. Considering the regional and urban-rural representation and geographical distribution balance, the national DSPs were divided into three stratifications according to the region (East, Middle, and Western), and each stratification was

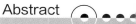

divided into two sub-stratifications in accordance with the level of urbanization (high and low). The counties/districts of COPD surveillance were randomly selected from the national DSPs in each sub-stratification. The number of counties/districts was allocated in proportion to the population size of 31 provinces, and at least two counties/districts in each province. At each selected DSP, three sub-districts in urban areas or townships in rural areas were randomly sampled. Then two neighborhood communities or administrative villages were randomly chosen within each sub-district/township. One group of villagers with at least 150 households with residents aged 40 years or order was randomly selected within each neighborhood community or administrative village. At last, 100 households within each group of villagers were randomly chosen. In the final stage, one family member who was at least 40 years old was selected randomly from each household. The survey was planned to investigate 75,000 individuals and 75,107 participants completed the interview. The results of COPD surveillance were nationally representative.

The COPD surveillance included interview, anthropometric measurement and pulmonary function test which were conducted in local health stations or community clinics in the participants' residential area. The interview included the family questionnaire and the personal questionnaire. The family questionnaire mainly collected the basic information of the family, the family member registration and the family contact process. The personal questionnaire collected information on demographic characteristics, awareness and knowledge on the disease, respiratory symptoms, disease management, risk factors such as smoking, indoor polluting fuel exposure, exposure to dust or chemicals in the workplace, and pulmonary function test contraindications. Anthropometric measurement included the measurements of height, weight, waist circumference, blood pressure, and heart rate. All subjects underwent pulmonary function tests after excluding contraindications, including prebronchodilator pulmonary function tests, bronchodilation , and post-bronchodilator pulmonary function tests. We measured both prebronchodilator and post-bronchodilator forced expiratory volume in 1s (FEV1), forced expiratory volume in 6 s (FEV6), peak expiratory flow (PEF) and vital capacity (FVC). The individuals with a post-bronchodilator airway limitation were examined by chest radiography. The pulmonary function was tested by a portable spirometer by the method of forced expiratory volume (deep inhalation, flow-volume curve). Chest radiography was conducted at the local secondary and above hospitals and was read in parallel by two chest doctors from the provincial hospitals. All data collection and review processes were completed through an electronic questionnaire or on an information collection management platform.

In order to ensure the reliability of the data, the NCNCD center, China CDC has developed a strict quality control protocol for all aspects of the surveillance. A three-level quality control system was established for the national, provincial and county/district, which implemented strict quality control in all aspects of pre-investigation preparation stage, the investigation stage, and data review, clean and analysis after the investigation. National teachers trained 342 provincial teachers and 250 technical backbones in surveillance counties/districts. Provincial teachers trained more than 1,800 staff in surveillance counties/districts, and the training pass percentage was 100%. The provincial CDC conducted on-site supervision and technical guidance to the county/district under its jurisdiction, and the provincial supervision rate reached 100%. The NCNCD center,

China CDC conducted supervision and strengthened training in the first surveillance county/district in all provinces, providing special technical support to provinces and county/district to address their difficulties and problems, and helping some provinces such as Tibet to carry out training, etc. The NCNCD center, China CDC completed on-site supervision and intensive training at 42 counties/districts in 31 provinces. The investigation tools and standards were unified. The on-site investigation process, the pulmonary function test operation, and the quality control standards were strictly followed. For spirometry results, we used a quality grade (A,B,C,D,F) based on acceptable manoeuvres and repeatability of FEV1 and FVC. The provincial quality assessment team was responsible for the grading evaluation of all pulmonary function tests in the province, requiring that the A-level test of each county/district was not less than 70%, the A,B or C-level test were not less than 95%, and the final grading rate reached 100%. The National quality assessment team randomly selected 5% pulmonary function gradings to evaluate. The NCNCD Center, China CDC developed the data cleansing and analysis protocol. The two groups of personnel cleaned up the data in parallel. If they found the problems, they would communicate with the provincial CDC and the counties/districts in time to check the data and correct the errors.

A total of 75,107 individuals were interviewed in the 125 counties/districts, and 69,933 and 68,984 have completed prebronchodilator and post-bronchodilator pulmonary function tests, respectively. Among which, 66,752 participants' pulmonary function tests reached Level of A,B, or C, and the qualified rate, i.e., the rate of A,B or C-level, reached 96.8%.

2. Main results

2.1 General situation of surveillance population

In 2014, 75,107 individuals aged 40 years or older were investigated in the COPD surveillance, including 37,312 (49.7%) males and 37,795 (50.3%) females. The sample size for different age group (40-49,50-59,60-69, and 70+) was 23,508 (31.3%), 24,526 (32.7%), 19,882 (26.5%) and 7,191 (9.5%) respectively. There were 35,702 urban residents (47.5%) and 39,405 rural residents (52.5%). The proportion of rural residents was slightly higher than that of urban. The number of participants from eastern, middle and western regions were 26,487 (35.3%), 22,195 (29.5%) and 26,425 (35.2%), respectively.

2.2 COPD prevalence

2.2.1 COPD prevalence

In 2014, the prevalence of COPD in residents aged 40 years or order in China was 13.6%. The prevalence of COPD among males (19.0%) was significantly higher than females (8.1%). The prevalence of COPD for the 40-49,50-59,60-69,70+ age groups were 6.5% (9.0% for males and 4.0% for females), 12.7% (17.8% for males, 7.5% for females), 21.2% (30.4% for males and 11.7% for females), 29.9% (42.3% for males and 18.5% for females), respectively, indicating that the prevalence increased with age. The prevalence of COPD in rural areas (14.9%) was higher than that in urban areas (12.2%). The prevalence of COPD in the eastern, middle and western regions were 13.7%, 10.9% and 16.9%, respectively, of which the western rural areas (18.2%) were the highest, followed by the eastern rural areas (15.3%) and the western urban areas (15.0%). The rate in eastern urban areas (12.4%), middle rural areas (11.7%) and middle urban areas (9.8%) declined in turn.

2.2.2 Severity of airflow limitation in patients with COPD

In 2014, among the patients with COPD aged 40 years or older, 56.4% of patients were GOLD stage I (mild), 36.3% were GOLD stage II (moderate), 6.5% were GOLD stage III (severe), and 0.9% were GOLD stage IV (extremely severe). The proportion of moderate and higher airflow limitation among the females (44.4%) was higher than that among the males (43.3%). The proportion of moderate and higher airflow limitation in the older age group was higher than that in the younger age group. The proportion of GOLD stage in urban and rural areas was similar. The proportion of moderate or higher in the middle region was the highest (49.5%), followed by the eastern region (43.8%) and the western region (39.4%).

2.3 Risk factor of COPD

2.3.1 Tobacco smoke

In 2014, the smoking rate of residents aged 40 years or order in China was 40.0%, and that of men (74.1%) was significantly higher than that of women (5.4%). The smoking rates of the 40-49, 50-59, 60-69 and 70+ age groups were 38.1%, 42.2%, 43.2%, and 37.0%, respectively. The smoking rate of rural residents (41.2%) was slightly higher than that of urban residents (38.8%). The smoking rate was highest in the western region (40.9%), followed by the middle region (39.8%) and the eastern region (39.6%).

The current smoking rate of residents aged 40 years or order in China was 31.0%, and that of men (57.6%) was significantly higher than that of women (4.0%). The current smoking rate of residents aged 40-49, 50-59, 60-69, and 70+ age groups was 32.6%, 33.4%, 30.2%, and 22.8%, respectively. The rate was higher in rural areas (32.4%) than urban areas (29.5%). The current smoking rates in the eastern (30.5%), middle (31.0%) and western regions (32.0%) increased sequentially but the difference was slight.

2.3.2 Occupational exposure to dust and/or hazardous chemical gases

In 2014, 46.3% residents aged 40 years or order exposed to occupational dust and/or hazardous chemical gases. The rate of occupational exposure in men (51.4%) was higher than women (41.0%). The rate of occupational exposure at 40-49 age group among males was highest (54.0%), and the rate at 50-59 age group among females was highest (43.6%). The rate in rural areas (51.7%) was significantly higher than urban areas (40.3%), and the rate in western regions (59.0%) were significantly higher than the middle regions (42.7%) and the eastern regions (41.2%).

Among people exposed to occupational dust and/or chemical gases, 26.7% individual used occupational protection. The occupational protection rate among men (26.9%) was basically the same as women (26.5%). The occupational protection rate was highest at the 40-49 year old population (32.8%). The rate in urban areas (30.6%) was higher than rural areas (24.0%). The rate was lowest in the western region which was only 22.9%. The rate in the middle region and the eastern region

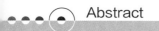

were 27.0% and 29.9%.

2.3.3 Indoor air pollution

In 2014, 48.8% residents aged 40 years or order used polluting fuels for household cooking (including biomass and coal/kerosene fuels). There were 38.5% residents using biomass for household cooking, which was the mainly composition of polluting fuels. The rate of household cooking using polluting fuel was highest at the 60-69 age group (56.3%). The rate of polluting fuel used in rural household cooking (66.4%) was significantly higher than that in urban (29.7%), and that in the middle region (59.5%) and the western region (56.5%) were similar, which was significantly higher than those in the eastern region (35.8%).

The rate of using polluting fuel (including biomass and coal fuel) for household heating among residents aged 40 years or older was 36.3%. There were 26.7% residents using coal fuel for household heating, which was the mainly composition of the polluting fuel. The rate of using polluting fuels for households heating in rural areas (48.3%) was significantly higher than that in urban areas (23.3%). The rate of using polluting fuels for households heating in the middle region was the highest (43.6%), followed by the western region (34.6%), and the eastern region (31.7%). There was no obvious difference between the western region and eastern region.

2.4 Awareness and diagnosis of COPD

2.4.1 Awareness of COPD

Only 0.9% of patients with COPD aged 40 years or older were aware of their diagnosis of COPD. A higher proportion of male patients (1.0%) were aware of the COPD than female patients (0.6%). The awareness of COPD was highest in the 60-69 year old population (1.1%), and patients in urban areas (1.2%) were more aware of their COPD than those in rural areas (0.7%). The differences between the eastern, middle and western regions were small, which was 0.8%, 0.7% and 1.1% respectively.

Overall, 9.2% of residents aged 40 years or older knew the term of COPD, and men (9.3%) were basically the same as women (9.1%). The awareness rate of the term of COPD was highest at the 60-69 age group (10.4%), and it was lowest at 70+ age group (8.1%). The rate was higher in urban areas (11.1%) than in rural areas (7.5%), and it was highest in the eastern region (11.2%), followed by the western region (10.1%) and the middle region (5.9%).

2.4.2 Pulmonary function test

The pulmonary function test rate of patients with COPD aged 40 years or older was 5.9%, and the rate of males (6.1%) were slightly higher than that of females (5.3%). The total of 7.2% of patients aged 70 years and older had been examined by the pulmonary function tests before, which was highest among different age groups. The pulmonary function test rate in urban areas (8.2%) was significantly higher than that in rural areas (4.2%). The rate in the eastern, middle, and western regions were 6.6%, 5.3%, and 5.6%, respectively.

The pulmonary function test rate of residents aged 40 years or older in China was 4.5%, and the rate of males (5.6%) was higher than females (3.3%). The rate of pulmonary function test was highest in the population aged 60-69 years old (4.8%). The rate in urban areas (5.8%) was higher than rural

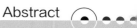

areas (3.2%). It was highest in the eastern region (5.3%), followed by the western region (4.2%) and the middle region (3.5%).

3. Main findings and recommendations

3.1　Main findings

3.1.1　The prevalence of COPD increased, and the airflow limitation of patients were severe.

The prevalence of COPD among residents aged 40 years or older in China was 13.6%, which was significantly higher than that of a decade ago.

43.6% of patients with COPD had moderate, severe and extremely severe airflow limitation, and early detection and control of patients with COPD were weak.

3.1.2　COPD Risk factors prevailed

The smoking rate of residents aged 40 years or older in China was 40.0%, and the current smoking rate was 31.0%. 74.1% of males were former smokers and 57.6% of males were current smokers. The residents were severely exposed to tobacco smoke.

Nearly half of residents aged 40 years or older had been exposed to occupational dust and/or chemical gas for more than one year, and about one-quarter of them used protective equipment.

Nearly half of residents aged 40 years or older still used polluting fuel for cooking, and more than one-third of households used polluting fuel for heating. The problem of indoor air pollution caused by household polluting fuel combustion still needs attention.

3.1.3　The general public had insufficient knowledge of COPD, and the rate of pulmonary function tests in the population was extremely low.

Only 9.2% of residents aged 40 years or older knew the term of COPD and less than 1% of patients were aware of their diagnosis of COPD. The public's awareness of COPD needs to be improved.

The pulmonary function test rate of residents aged 40 years or older was less than 5%. The pulmonary function test rate of patients with COPD was less than 6%. The abilities of pulmonary function test and COPD diagnosis were obviously insufficient. Most patients with COPD were not treated.

3.2　Suggestions

3.2.1　Integrate the concept of prevention and treatment of COPD into relevant policies, build a comprehensive prevention and control system for chronic respiratory diseases mainly on COPD, and promote the formulation and implementation of relevant health control policies.

3.2.2　Continue to carry out surveillance of COPD and expand the scope of surveillance, guaranteeing the surveillance information with national and provincial representativeness. Improve the comprehensive surveillance system of COPD, and gradually implement surveillance of COPD prevalence, COPD incidence and patients' follow-up. Strengthen deep and comprehensive analysis and application of surveillance information, carry out surveillance related research, and provide

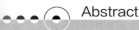

scientific basis for formulating policies and strategies for prevention and treatment of COPD.

3.2.3   Through a variety of ways, which is, through national projects (such as COPD comprehensive surveillance program, COPD screening program among high-risk population, etc.), improve the ability of COPD diagnosis and treatment among primary care physicians, and develop the mechanism of pulmonary function test in high risk population on their first visit in primary medical institutions. Carry out COPD screening in high risk population and occupational group, and continuously increase the rate of pulmonary function tests through the strategies and measures such as including pulmonary function tests in routine physical examinations of those over 40 years old.

3.2.4   Carry out comprehensive interventions for COPD and integrate the management of COPD patients into basic public health services.

3.2.5   Strengthen the capacities of prevention and control of COPD in primary health care institutions, increase the number of professionals at all levels of disease control institutions and the relevant facilities of primary health care institutions, and clarify the responsibilities of medical institutions in the field of comprehensive prevention and control of COPD. Improve the ability of the health care system to respond to the prevention and treatment of COPD.

3.2.6   Extensively carry out health education and health promotion activities, enhance the awareness and attention of the whole society on COPD, and improve the health literacy of the whole people in the prevention and treatment of COPD.

3.2.7   Strengthen inter-departmental cooperation, create a social support environment for the prevention and treatment of COPD, and control the prevalence of risk factors associated with COPD.

背　景

慢性阻塞性肺疾病(简称慢阻肺)是一种常见的、可以预防和治疗的疾病,以持续呼吸道症状和气流受限为特征,通常是由于明显暴露于有毒颗粒或气体引起的气道和(或)肺泡异常所导致。慢阻肺病情长期迁延,不断加重,不但影响个人身心健康,而且给家庭和社会造成巨大经济损失。目前,慢阻肺是全球第4位死因疾病,预计到2020年,其将成为全球第3位死因疾病。在我国,慢阻肺也是居民的主要死亡原因之一。2004—2005年全国第三次死因回顾调查结果显示,非感染性呼吸系统疾病是我国居民第3位死亡原因,其中慢阻肺所占比例高达81.5%;到2014年,全国死因监测数据显示,非感染性呼吸系统疾病是第4位死亡原因,而慢阻肺所占比例已经超过90%。

研究显示,年龄、性别、社会经济状况、肺脏生长发育状况、颗粒物暴露、哮喘或气道高反应性、慢性支气管炎、感染、遗传基因等是影响慢阻肺发生与发展的因素。在40岁以上、男性、低社会经济水平的人群中,慢阻肺的流行率和疾病负担均处于较高水平。妊娠期、出生时、儿童和青少年时期暴露于一些危险因素如低出生体重、儿童早期肺部感染、烟草暴露等,会影响肺脏生长发育,从而增加成年期患慢阻肺的风险。颗粒物暴露是慢阻肺发生的重要原因,细小颗粒物能够直接进入人体细支气管,引起慢性炎症反应,进而破坏肺泡壁组织,引起肺气肿和小气道纤维化,这些病理学改变造成进行性气道阻塞。烟草暴露是最重要的颗粒物暴露途径,是目前最常见的导致慢阻肺的危险因素,主动和被动吸烟均会增加吸入颗粒物和有害气体,增加慢阻肺发生的风险。家庭使用生物燃料和煤燃料等污染燃料取暖和烹饪,可能造成较高水平的室内空气颗粒物污染,从而增加慢阻肺发生的风险,在通风条件较差的室内使用污染燃料是导致慢阻肺发生的重要危险因素。有研究显示,室外空气污染可能增加慢阻肺发生的风险。职业暴露是慢阻肺发生的危险因素,包括职业有机和无机粉尘、化学物质和烟雾暴露,职业暴露所造成的慢阻肺发生风险经常被低估。另外,哮喘和气道高反应性、慢性支气管炎可能会增加慢性气流受限和慢阻肺发生的风险,尽管目前证据仍不充分,但是一些队列研究发现这些慢性呼吸道疾病或症状可能与肺功能降低有关。

诊断慢阻肺的必要条件是存在不可逆的气流受限,因此肺功能检查是发现气流受限的重要方法和必要手段。在肺功能检查中,通常将支气管舒张试验后一秒用力呼气容积(FEV1)与用力肺活量(FVC)的比值小于0.7定义为持续性气道阻塞。慢性阻塞性肺疾病全球创议

(Global Initiative for Chronic Obstructive Lung Disease,GOLD)推荐,在慢阻肺流行病学调查中将通过合格的肺功能检查,支气管舒张试验后一秒用力呼气容积(FEV1)与用力肺活量(FVC)的比值小于0.7者作为慢阻肺患者的流行病学定义。在临床诊断慢阻肺的过程中,肺功能检查应在任何有危险因素暴露史或者是慢性呼吸道症状的患者中进行。呼吸困难、慢性咳嗽、咳痰是慢阻肺的主要症状,其中慢性进行性加重的呼吸困难是慢阻肺最典型的症状,也是导致身体失能和焦虑的重要原因,晚期慢阻肺患者由于严重的气道阻塞和呼吸困难而生活无法自理。慢性咳嗽通常是慢阻肺发展早期的症状,起初为间歇性,逐渐会发展为持续一整天。慢性咳嗽可能伴随咳痰。每年咳嗽、咳痰3个月以上,并连续2年以上者通常被作为慢性支气管炎的流行病学定义,但是在一些研究中,一些慢阻肺患者并不表现咳嗽、咳痰症状。除此以外,喘息也是慢阻肺中常见的症状但不具有特异性。

慢阻肺的治疗管理包括避免危险因素接触、药物治疗、流感及肺炎疫苗接种、康复治疗等,其中吸烟者戒烟非常重要,而药物治疗能够有效减轻慢阻肺症状、减少急性加重发生的频率和严重程度、提高患者生存质量。对慢阻肺患者的管理可分为稳定期管理和急性加重期管理,前者主要通过减少危险因素暴露、规律用药、使用流感和肺炎疫苗等,减轻当前症状,降低未来发生急性加重和死亡的风险;后者主要是通过一系列院内或院外治疗将急性加重影响降至最低。GOLD推荐实施积极的病例发现策略,即在有呼吸道症状或危险因素接触史群体中开展肺功能检查,积极发现早期慢阻肺患者,特别是提高基层医疗卫生工作者对慢阻肺早期表现的识别能力和肺功能检查能力。

在我国,慢阻肺及其相关危险因素流行情况非常严重,而慢阻肺疾病知晓水平、早期发现和诊断能力、慢阻肺患者管理状况却不容乐观。2002—2004年一项在全国7省市开展的慢阻肺流行病学调查显示,40岁及以上人群慢阻肺患病率为8.2%,其中60岁以上人群患病率为15.5%。与之反差鲜明的是,2010年全国慢性病及危险因素监测数据显示40岁以上居民中自报患有慢阻肺(含慢性支气管炎和肺气肿)的比例仅为2.9%,其中60岁以上人群自报患病比例仅为7.1%,从侧面反映出我国人群的慢阻肺知晓率、诊断率还处于很低的水平。2012—2015年,全国成人肺部健康研究在10省开展,对20岁以上社区人群的慢阻肺患病率水平进行调查。2015年原国家卫生计生委发布我国慢性病与营养状况报告,报告中基于以往在我国不同地区开展的慢阻肺患病率研究结果,估计我国40岁及以上人群慢阻肺患病率达到9.9%,且从2000年起呈现上升趋势。此外,我国开展的一些全国性监测调查也报告了部分慢阻肺相关危险因素的流行状况,如2010年全国人口普查反映我国人口老龄化问题非常严重,《中国慢性病及其危险因素监测报告》和《2010全球成人烟草调查-中国报告》《2015中国成人烟草调查报告》报告了我国不同特征人群吸烟率水平等。然而,我国仍然缺乏具有全国代表性的慢阻肺患病水平数据,已有的研究调查数据还难以准确、动态、连续地反映我国慢阻肺患病情况以及相关影响因素的流行和变化趋势。鉴于此,亟需在我国人群中开展慢阻肺及其相关危险因素监测,实时掌握我国慢阻肺及相关危险因素的流行状况,为国家制定慢阻肺防控策略与措施提供科学依据,为评估相关卫生政策及人群干预效果提供基础数据。

2014年,《财政部、国家卫生计生委关于下达2014年公共卫生服务补助资金的通知》(财社〔2014〕37号)将慢阻肺监测纳入中国居民慢性病与营养监测体系,作为中央补助地方公共卫生专项中慢性病防控项目的一项重要内容。根据《中国疾病预防控制中心关于落实中国居民慢性病与营养监测工作相关要求的通知》(中疾控慢社发〔2014〕397号)文件要求,

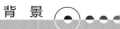

在原国家卫生和计划生育委员会疾病预防控制局的领导下,由中国疾病预防控制中心协调支持,临床专家技术帮助,中国疾控中心慢病中心于 2014—2015 年在全国大陆地区 31 个省的 125 个监测点首次组织实施了中国居民慢性阻塞性肺疾病监测工作。监测采用多阶段分层整群随机抽样的方法进行抽样框设计,以全国疾病监测点为基础确定慢阻肺监测点,调查样本具有全国 40 岁及以上居民代表性。慢阻肺监测将每 5 年开展一次现场调查。

2014 年慢阻肺监测计划抽取 75 000 名 40 岁及以上城乡居民作为调查对象。监测内容包括询问调查、身体测量和肺功能检查三部分,肺功能检查包括基础肺功能测试、支气管舒张试验和舒张试验后肺功能测试。调查全程特别是肺功能检查过程均有严格的质量控制措施,调查结果能够真实、准确地反映目前我国 40 岁及以上居民的慢阻肺患病水平及其危险因素暴露情况。监测工作于 2014 年 9 月正式启动,2015 年底基本完成现场调查工作,2016—2017 年进行了数据的审核、清理、反馈、复核及分析,完成了报告的撰写、专家论证与修订等。本报告将利用监测中得到的各类数据从慢阻肺患病率、慢阻肺气流受限严重程度、主要危险因素流行状况、疾病知晓、肺功能检查水平等几个部分,客观地展现目前我国 40 岁及以上居民中慢阻肺及主要危险因素的流行状况,旨在为国家开展慢阻肺人群防控工作提供客观、翔实、丰富的流行病学数据。

第一部分
调查基本情况

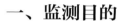

一、监测目的

建立适合中国国情的慢阻肺监测系统,全面掌握我国 40 岁及以上居民中慢阻肺及其相关因素的流行情况与变化趋势;为国家制定慢阻肺防控政策提供科学依据,为评估相关卫生政策及防控项目的效果提供基础数据;建立一支业务素质高、技术能力强的慢阻肺监测与防控队伍,不断提高各级疾病预防控制机构慢性病防控专业技术人员的能力。

二、监测对象、内容及方法

(一)监测对象

调查前 12 个月在监测点地区居住 6 个月以上,且年龄大于或等于 40 岁的中国国籍居民。以下情况者除外:

(1) 居住在功能区中的居民,如工棚、军队、学生宿舍、养老院等;

(2) 精神疾患或认知障碍者(包括痴呆、理解能力障碍、聋哑等);

(3) 新近发现和正在治疗的肿瘤患者;

(4) 高位截瘫者;

(5) 妊娠期或哺乳期女性。

(二)监测内容及方法

本次监测包括询问调查、身体测量和肺功能检查三部分内容。

1. 询问调查 问卷内容包括家庭情况调查以及个人问卷调查。询问调查由经过统一培训的调查员以面对面询问的方式完成。

家庭情况调查内容包括家庭记录、家庭成员登记及相关联系记录等内容,用于抽取调查对象。个人问卷内容包括个人基本信息、慢阻肺知识知晓情况、个人与家族疾病史、呼吸道症状、呼吸道疾病病例管理、吸烟情况、居住环境、做饭与燃料、职业因素暴露等危险因素,肺功能检查禁忌证以及慢阻肺评估测试问卷(CAT)等。

2. 身体测量　身体测量内容包括身高、体重、腰围、血压和心率测量。身高测量采用最大测量长度为 2.0m、精确度为 0.1cm 的身高坐高计;体重测量采用最大称量为 150kg、精确度为 0.1kg 的电子体重秤;腰围测量采用最大测量长度为 1.5m、精确度为 0.1cm 的腰围尺;血压和心率测量采用欧姆龙 HBP-1300 电子血压计,血压精确度为 1mmHg。

3. 肺功能检查　本次监测中的所有调查对象均要接受肺功能检查,以评估调查对象肺功能情况以及是否存在持续性气道阻塞。肺功能检查包括基础肺功能测试、支气管舒张试验和舒张试验后肺功能测试三部分,测量指标主要包括一秒用力呼气容积（FEV_1)、六秒用力呼气容积（FEV_6)、呼气最大峰流速（PEF)和用力肺活量（FVC)等。

调查对象首先完成基础肺功能测试,然后进行支气管舒张试验,吸入支气管扩张剂 15 分钟后,再次进行肺功能测试。支气管舒张试验后肺功能测试中存在气道阻塞的调查对象（$FEV_1/FVC<70\%$)做胸部正位 X 线检查,并完成慢阻肺评估测试问卷（CAT)。

肺功能检查采用便携式肺量计;肺功能测试采用用力肺活量测定（深吸气法,流速 - 容量曲线),由经过统一培训的测试员进行操作,采用美国胸科协会（American Thoracic Society, ATS)肺功能测试标准严格进行操作及质量控制;支气管舒张剂使用硫酸沙丁胺醇吸入气雾剂,每名调查对象吸入 400μg;胸部 X 线检查在本地区二级及以上医疗机构进行,并由两名胸科医生平行阅片。

三、抽样设计

(一) 抽样原则

1. 保证监测样本具有全国代表性,同时兼顾区域（东、中、西部)和城乡的代表性,即保证样本在社会经济发展状况、人口年龄和性别构成方面与全国情况尽可能一致,兼顾地理分布均衡性。

2. 考虑经济有效的原则,抽样方案的可行性和海拔特点等。

3. 采用多阶段整群随机抽样方法,调查基本单位为个人。

(二) 监测点的确定

2014 年慢阻肺监测点的选择是在 2013 年全国死因登记点的基础上进行。2013 年全国疾病监测系统（原有 161 个疾病监测点)与国家卫生和计划生育委员会死因登记系统进行整合和调整,扩充为 605 个死因登记点,所有登记点的选择以省为单位分为 31 个层,每层内按照县区城镇化率、人口数和粗死亡率分为 8 层,在每层内选择监测点作为最终的死因登记点。慢阻肺监测点在 605 个死因登记点内通过多阶段分层整群抽样确定,确定原则如下:

1. 监测点数量　考虑整群抽样中对整群数量的最低要求（至少满足 30 个群)、在全国各省的覆盖范围、实际工作经费与可行性,最终在 605 个死因登记点中选择 125 个监测点（约 20%)作为慢阻肺监测点。

2. 分层原则　在选择监测点时,将全国 605 个死因登记点按照地区（东、中、西部)、城镇化水平（高、低)分为 6 层,以每层死因登记点数量的比例为依据分配每层需要的监测点数。

3. 监测点分配　在每层内抽取监测点时,保证各省均有慢阻肺监测点且能够均匀分布;在省内分配监测点时,以各省级单位人口规模的比例为原则分配各省监测点数,保证每个省级单位内至少有 2 个监测点。

4. 监测点抽取　在每层各省级单位中的死因登记点中按照简单随机抽样的方法抽取分配数量的监测点。

5. 其他原则　综合考虑各省开展工作的可行性、海拔特点等因素,优先选择在人员数量和能力、工作经验、工作条件等方面能够保证工作顺利开展的县区作为监测点。

(三)样本量

样本量计算的分层因素:

性别共 2 层(男性和女性)、城乡共 2 层(以全国所有县、区的城镇化率中位数为标准,将所有县、区分为高、低城镇化水平)、地域共 3 层(将全国大陆地区按照地域分成东、中、西部地区,其中东部包括北京、天津、河北、上海、江苏、浙江、福建、辽宁、山东、广东和海南;中部包括山西、安徽、江西、黑龙江、吉林、河南、湖北和湖南;西部包括内蒙古、广西、重庆、四川、贵州、云南、西藏、陕西、甘肃、青海、宁夏和新疆)。

按照上述分层因素共计分为 12 层(2×2×3=12)。

样本量的计算采用公式 $N=deff\dfrac{u_\alpha^2 p(1-p)}{d^2}$,其中,各参数取值为:

置信水平 α 取 95%(双侧),相应的 $u=1.96$;

概率 p 根据中国慢阻肺的患病率估计取 8.2%;

设计效率 $deff$ 取值为 5;

相对误差 $r=20\%$,$d=20\%\times8.2\%$。

根据以上参数取值,计算得到平均每层的样本量约为 5377 人。层数为 12,同时考虑无应答率为 10%,计算得到最小样本量为 70 976 人。考虑到家庭置换可能产生的误差以及样本量在各抽样阶段分配的可操作性,统一每个监测点调查样本量,定为 600 人,即全国应调查总样本量为 600 人 / 点 ×125 监测点 =750 000 人。

(四)抽样设计

采用多阶段分层整群随机抽样的方法,在每个监测点随机抽取 3 个乡镇 / 街道;在每个抽中的乡镇 / 街道随机抽取 2 个行政村 / 居委会;在每个抽中的行政村 / 居委会随机抽取 1 个村民小组(自然村)/ 居民小组,每个村民小组 / 居民小组至少包括 150 户村民 / 居民;在每个被抽中的村民小组(自然村)/ 居民小组随机抽取 100 户家庭中含有 40 岁及以上居民的家庭户作为调查户;在被抽中的调查户中,随机抽取 1 名 40 岁及以上居民进行调查。各阶段抽样方法见表 1-1。

表 1-1　全国慢性阻塞性肺疾病监测(2014)的抽样设计

抽样阶段	样本分配	抽样方法
第一阶段	抽取 3 个乡镇 / 街道	与人口规模成比例的整群抽样(PPS)
第二阶段	抽取 2 个行政村 / 居委会	与人口规模成比例的整群抽样(PPS)
第三阶段	抽取 1 个村民 / 居民小组(至少 150 户)	整群随机抽样
第四阶段	抽取 100 个村民 / 居民户(含 40 岁及以上居民)	简单随机抽样
第五阶段	每个家庭随机抽取 1 人	KISH 表法

（五）居民户的置换

在现场调查时,如果抽取的居民户不符合条件或无法进行调查,需要对居民户进行置换。

1. 置换原则

（1）按照居住就近置换原则,选取与调查户在同一村民/居民小组中未被抽中的居民户,或相邻村民/居民小组中的居民户进行置换,置换居民户的家庭结构要与原居民户相似。

（2）直接置换居民户,而不是在原居民户中改换另一名调查对象。对于置换户,沿用分配给原居民户的KISH表确定调查对象。

（3）置换的百分比不能超过10%。

2. 发生以下情况时,需对抽取的居民户进行置换

（1）调查时抽取的居民户住房被拆除。

（2）调查时抽取的居民户无人居住(如原住户已搬走)。

（3）调查时老住户已搬离,搬入了新住户,如果该新住户的成员满足40岁及以上常住居民条件,则置换原户,新住户为被调查户。

（4）抽取的居民户中没有40岁及以上常住居民。

（5）调查对象不在家,与当地村/居委会联系或直接与该户联系,重新预约调查时间,必须进行3次联系,同一天中的多次联系只算一次,如已确知在调查时间内,不可能获得调查对象(例如长期外出打工),则置换居民户。

（6）调查对象拒绝调查时,尽量争取调查对象配合调查,如调查对象始终不予配合,则与当地村/居委会联系,重新安排时间,由调查队长亲自联系或安排另一位更有经验的调查员调查,如仍旧不配合,则予以置换。

3. 其他注意事项

（1）调查对象因患有禁忌证中的一种或几种疾病而无法完成调查时,也需要在家庭成员登记表中选择相应选项,以备核查;如果调查对象有可能在调查期间内康复(例如感冒发热),则不予置换,预约第二次调查时间。

（2）在调查户内共同居住、吃饭的保姆、雇工等非亲缘关系的成员也属于调查对象范畴。

（3）当出现有两户以上的住户合居在一单元房时,无论老户是否搬离,将所有符合条件的调查对象列出,选择1名调查对象。

（4）当出现原住户将房子出租给他人居住(一户或者多户租住)时,若租住户满足调查对象条件,则从所有租住户中选择1名调查对象。

四、数据采集、清理及统计分析方法

（一）数据采集

本次监测设计开发了中国慢阻肺监测信息收集与管理系统,旨在提高现场调查的工作效率和准确性、确保工作各流程间的顺畅衔接、减少由于数据录入而产生的错误、实时掌握调查工作的进展,同时通过此次实践推进慢性病监测手段的转变,将以往纸质问卷和数据录入为主的传统流行病学调查方式转变为以信息和网络技术为主的流行病学调查方式。中国慢阻肺监测信息收集与管理系统包括两部分(图1-1):

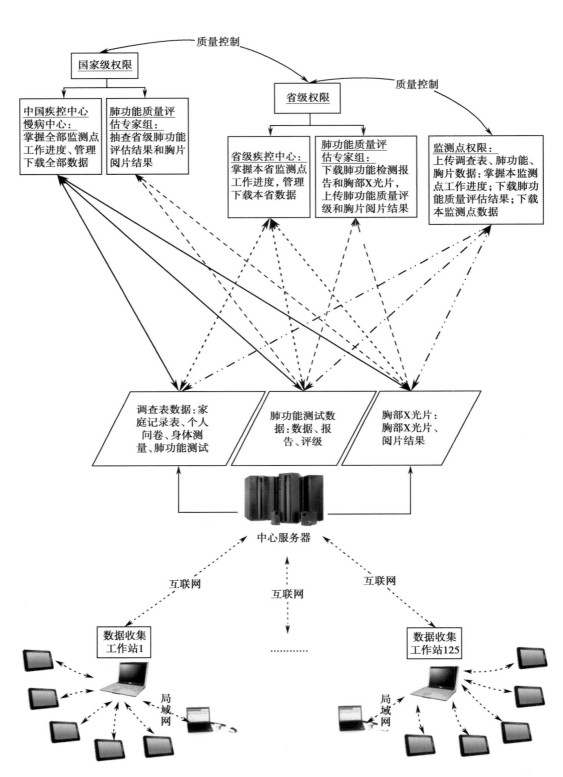

图 1-1 中国慢阻肺监测信息收集与管理系统

第一部分是监测点数据收集与管理。每个监测点设置一个数据收集工作站,以 PAD 作为数据采集工具,以笔记本电脑作为数据交换和存储终端;将监测调查表的各个部分设计成为电子化问卷,同时在电子化问卷中设计必填项、逻辑跳转、合理值范围、现场录音等质量控制功能,安装在 PAD 中,在调查过程中直接使用 PAD 收集数据;在调查现场设定局域网实时同步信息,实现 PAD 之间及 PAD 与计算机之间的信息同步和传输。

第二部分是国家级/省级的数据审核与管理。采用云计算服务器技术建立中心服务器,通过因特网将所有 125 个监测点的工作站连接入中心服务器,将工作站计算机终端中存储的调查表数据、肺功能数据、胸部 X 线检查数据自动收集进入中心服务器;对国家级工作组、省级工作组、监测点工作组开放不同访问权限并分配账户,各级工作组通过账户登录中心服务器,完成数据向中心服务器传输、掌握工作进度、肺功能质量评估、胸部 X 线检查阅片等工作。

(二)数据结构

本次慢阻肺监测数据全部采用电子问卷形式采集数据,通过互联网上传数据平台,并利用 SQL 数据库进行管理。根据监测内容,监测数据分为家庭问卷信息(104 个变量)、个人问卷信息(317 个变量)、身体测量信息(19 个变量)、肺功能检查(41 个变量)、胸部 X 线检查(7 个变量)和 CAT 表(9 个变量)。其中,个人问卷和肺功能检查分为多个子数据库。各数据库间通过个人编码进行关联合并。

(三)数据清理

本次监测制订统一的数据清理方案,清理过程由两组工作人员同时平行开展,以确保清理过程的准确性。数据清理包括不同数据库合并,查找剔除重复数据,数据库完整性评价,对缺失值、逻辑错误和离群值的诊断及处理,对重要信息缺失(年龄、性别、身高)的填补,以及对所有数据错误的统计分析。

(四)数据分析

1. 统计分析 本次监测数据分析共计纳入 125 个监测点的 75 107 条数据进行分析。分析主要以年龄、性别、城乡(城市、农村)和地域(东部、中部、西部)作为分层因素,采用率、构成比等指标进行统计描述。为使监测结果能够代表 40 岁及以上人群,监测结果采用复杂抽样加权调整方法进行调整。

2. 加权调整 由于本次监测采用了多阶段复杂抽样设计,需对样本进行抽样加权;由于抽样造成某些重要指标在样本与总体分布上有偏差(主要为年龄和性别的偏差),因此,需进行事后分层调整。

(1)抽样权重。按照本次监测的抽样设计,样本个体的抽样权重 W_s 计算公式如下:

$$W_s = W_{s1} \times W_{s2} \times W_{s3} \times W_{s4} \times W_{s5} \times W_{s6}$$

W_{s1} 为样本县/区的抽样权重,其值为分层简单随机抽样下样本县/区抽样概率的倒数,全国地区按东中西及城镇化率(城镇人口比例)水平(其中,城镇化率水平按照全国县/区各自城镇化率中位数划分为高、低 2 层),共 6 层,其计算公式如下:

$$W_{s1} = \frac{\text{样本个体所在分层的县/区总数}}{\text{样本个体所在分层的县/区样本个数}}$$

W_{s2} 为样本乡镇/街道的抽样权重,在 PPS 抽样过程中计算生成,其值为与人口数成比例的 PPS 抽样下样本乡镇 / 街道抽样概率的倒数。

W_{s3} 为样本行政村 / 居委会的抽样权重,在 PPS 抽样过程中计算生成,其值为与人口数成比例的 PPS 抽样下样本行政村 / 居委会抽样概率的倒数。

W_{s4} 为样本村民 / 居民小组的抽样权重,由于每个行政村 / 居委会只抽取 1 个村民 / 居民小组,权重的取值为个体所在行政村 / 居委会的村民 / 居民小组数量。

W_{s5} 为样本家庭户的抽样权重,其值为个体所在家庭入样概率的倒数,即村民 / 居民小组内含 40 岁及以上成员的总家庭户数除以该小组内被抽中参加调查的家庭户数。

W_{s6} 为样本个人的抽样权重,其值为调查个体入样概率的倒数。由于在每个家庭中只抽取 1 个 40 岁及以上居民参与调查,权重值即为个体所在家庭满足调查条件的 40 岁及以上居民数量。

(2)无应答权重:每个监测点县 / 区的无应答权重 W_{nr} 为该监测点应答率的倒数,即该监测点应完成调查的任务数除以实际参加调查的人数。

(3)事后分层权重:考虑的分层因素为:性别 2 层(男性、女性),年龄 10 层(40~44,45~49,50~54,55~59,60~64,65~69,70~74,75~79,80~84,85+)、地区 3 层(东、中、西部)、城乡 2 层(城市、乡村)。将抽样权重与无应答权重加权的监测样本与全国第六次人口普查人口按照分层因素分为 120 层,计算每层事后分层权重值的公式如下:

$$w_{\mathrm{ps,k}}=\frac{\text{普查在第 k 层的人口数}}{\text{样本在第 k 层的抽样权重之和}}$$

样本个体的最终权重:

$$w=w_{\mathrm{s}} \times w_{\mathrm{nr}} \times w_{\mathrm{ps,k}}$$

五、分析指标相关定义和标准

(一)慢阻肺患病情况

1. 慢阻肺患病率　指慢阻肺患者在总人群中所占的比例。

慢阻肺患者:调查时,在支气管舒张试验后肺功能测试中,第一秒用力呼气量(FEV1)最佳值与用力肺活量(FVC)最佳值之比小于 0.7 的调查对象。

2. 慢阻肺气流受限严重程度分级构成比　指轻度、中度、重度和极重度慢阻肺患者分别在全部慢阻肺患者中所占的比例。

慢阻肺气流受限严重程度分级:参照 GOLD(2011 修订版),依据慢阻肺患者 FEV1 与FEV1 预计值的关系对其气流受限严重程度进行分级,其中:

轻度(GOLD1)为 FEV1≥FEV1 预计值的 80%;

中度(GOLD2)为 FEV1 预计值的 50%≤FEV1<FEV1 预计值的 80%;

重度(GOLD3)为 FEV1 预计值的 30%≤FEV1<FEV1 预计值的 50%;

极重度(GOLD4)为 FEV1<FEV1 预计值的 30%。

(二)慢阻肺相关危险因素

1. 烟草烟雾暴露

(1)现在吸烟者:指调查时存在吸烟行为的调查对象,包括每日吸烟者和偶尔吸烟者。

（2）曾经吸烟者:指调查时已不吸烟但是曾经吸烟的调查对象,包括曾经每日吸烟者和曾经偶尔吸烟者。

（3）吸烟率:指调查时现在吸烟者和曾经吸烟者在总人群中所占的比例。

（4）现在吸烟率:指调查时现在吸烟者在总人群中所占的比例。

2.职业粉尘和(或)有害气体暴露

（1）职业粉尘和(或)有害气体暴露者:指调查时和(或)以往,在工作中接触过粉尘和(或)有害气体且接触时间累积超过一年的调查对象。

（2）职业粉尘和(或)有害气体暴露率:指职业粉尘和(或)有害气体暴露者在总人群中所占的比例。

（3）职业粉尘和(或)有害气体防护率:指职业粉尘和(或)有害气体暴露者采取职业防护措施的比例。

3.室内空气污染

（1）家庭污染燃料:指在烹饪、取暖等家庭活动中由于低效燃烧造成家庭空气污染的家庭能源,包括生物燃料(木头、动物粪便、木炭、柴草、农作物废料)、煤和煤油燃料。

（2）家庭烹饪污染燃料使用比例:指调查对象中,家庭烹饪时使用污染燃料者在总人群中所占的比例。

（3）家庭烹饪生物燃料使用比例:指调查对象中,家庭烹饪时使用生物燃料者在总人群中所占的比例。

（4）家庭烹饪煤燃料使用比例:指调查对象中,家庭烹饪时使用煤和(或)煤油燃料者在总人群中所占的比例。

（5）家庭取暖污染燃料使用比例:指调查对象中,家庭取暖时主要使用污染燃料者在总人群中所占的比例。

（三）慢阻肺疾病知晓与诊治情况

1.慢阻肺知晓情况

（1）慢阻肺患病知晓率:指本次调查确定的慢阻肺患者中,在调查前已经知道自己患有慢阻肺者(由乡镇及以上医疗机构诊断或由肺功能检查诊断)所占的比例。

（2）慢阻肺疾病名称知晓率:指调查前已知道慢阻肺疾病名称者在总人群中所占的比例。

2.肺功能检查情况

（1）慢阻肺患者肺功能检查率:指本次调查所确定的慢阻肺患者中,自报既往接受过肺功能检查者所占的比例。

（2）40岁及以上居民肺功能检查率:指调查时自报既往接受过肺功能检查者在总人群中所占的比例。

六、质量控制

为保证调查数据的可靠性,中国疾控中心慢病中心针对监测工作的各环节制订了严格的质量控制方案,建立国家、省和监测点三级质量控制体系,在调查前的准备阶段、调查期间与调查结束后各个环节实施严格的质量控制,包括在方案与问卷的设计与修订、统一调查工具、培训、现场调查、肺功能测试质量评级、胸部 X 线检查阅片、数据录入、审核、清理和分析等各环节采取相应的质控方法。在中国慢阻肺监测信息采集与管理平台中设置质量控制指标，在监测工作实施阶段"实时上报数据、实时质量控制、实时反馈问题"，形成监测点 - 省 - 国家三级联动的质量控制工作制度。

（一）现场调查前期的质量控制

1. 监测方案及问卷论证　中国疾控中心慢病中心负责组织专家对监测方案及问卷修订，负责电子问卷和信息收集与管理系统的开发和测试；组成方案及问卷修订专家咨询组，对方案及问卷的科学性和可行性进行论证；对电子化问卷的逻辑跳转、正常值范围、缺失等质量控制设置进行测试；对整个修订过程进行记录，留存各类文字、音像资料；开展现场预调查，对方案及问卷进行完善修订。

2. 现场调查人员要求与培训　培训是影响整个监测质量的关键环节之一，本次调查采用国家级和省级培训的方式进行人员培训。国家级培训对象为省级师资，省级培训对象为各监测点工作人员，为保证培训的质量，需对培训的每个质量环节进行控制。参加师资培训人员需符合培训方案师资的基本要求，具有中级以上技术职称，熟悉监测内容，具有良好地沟通技巧、培训经验和相关专业工作经验；要求参加监测培训的人员具有公共卫生或医学背景，从事慢病防治或疾病监测工作 1 年以上，具有良好的语言表达能力，普通话流利，熟悉监测点所在地方言，同时针对承担不同工作的人员条件进行具体要求。中国疾控中心慢病中心编制统一的培训材料(包括音像资料)，制订合理的培训方案，开展国家级培训工作。各省根据本地条件确定培训方式、规模和场所，按要求开展省级培训工作。确定严格考勤制度和考核制度，闭卷考试 80 分以上为及格，血压、身体测量、肺功能仪操作、信息收集与管理系统操作 90 分以上为及格，不及格者重新培训或更换人员。最终国家级培训省级师资共 342 人，调查点技术骨干 250 人，培训合格率 100%。省级师资共培训监测点工作人员 1800 余人，全部考核合格。

3. 技术资料及调查工具准备　中国疾控中心慢病中心负责慢阻肺监测的电子化问卷和信息收集与管理系统开发和测试，并将调查问卷说明、工作手册等主要技术资料编制成标准的 PDF 格式电子资料，各地根据需求自行印刷。中国疾控中心慢病中心负责组织有关专家讨论制订并向各省提供符合慢阻肺监测技术需求的调查设备仪器和耗材等技术参数，包括询问调查工具 PAD、肺功能仪及定标筒、医用电子血压计、身高坐高计、电子体重秤、腰围尺，以及温度湿度压力计、计时器、细菌过滤器、咬口、储雾罐、支气管扩张剂沙丁胺醇等监测项目要求的设备、仪器及耗材等。

4. 建立国家级和省级肺功能检测和胸部 X 线检查质量评估组　各省疾控中心负责建立省级肺功能检测质量评估组，负责对各监测点每日肺功能检测报告进行质量评级，并实时反馈结果与意见；中国疾控中心慢病中心负责建立国家级肺功能检测质量评估组，对各省质量评估组的评估结果进行 5% 抽查。各省疾控中心负责建立省级胸部 X 线检查阅片专家组，至少由两名胸科专家对同一份胸部 X 线检查结果进行平行双审核，审核不一致时，由国家级胸部 X 线检查阅片专家组进行最终确认，同时，国家级阅片组还负责对各省胸部 X 线检查阅片结果进行 2% 抽查。

5. 抽样　中国疾控中心慢病中心统一制订抽样方案，各省级和监测点疾控中心共同负责抽样工作，按照统一要求上报人口资料、抽样结果等相关信息。抽样人员必须严格按照抽样方案进行抽样,并将抽样信息上报中国疾控中心慢病中心审核后确定调查信息。

(二)现场调查的质量控制

1. 调查前的现场准备阶段　为保证调查工作的顺利进行,各省和监测点利用多种宣传方式进行调查前动员。积极与相关部门沟通争取当地政府部门的理解与支持。监测点需掌握监测方案,合理制订实施办法或工作计划。严格按照对象名单进行预约,在符合规定条件时方可进行置换。具备调查工作开展所必需的工作场所和条件;制订应急处理预案、准备必要急救物品应对意外情况;设专人管理调查相关资料和工具;调查队负责人全面监控、协调、组织调查现场。

2. 现场调查督导与技术指导　要求各省级疾控中心对本省第一个启动的监测点进行督导和技术指导,并组织其他监测点的技术骨干进行观摩学习;同时各省级疾控中心需对所辖所有的调查点进行现场督导和技术指导。31 个省级疾控中心按照国家方案要求对各自所辖的全部监测点进行了督导,省级督导率达到 100%。中国疾控中心慢病中心对所有省份第一个启动的监测点进行督导与技术指导,在各省开展强化培训,及时提高各监测点的现场调查特别是肺功能检查的能力;重点支持部分省份如西藏等的省级培训,对存在困难和问题的监测点进行重点技术支持和督导,完成对 31 个省份和 42 个监测点的现场督导,组织实施省级强化培训 31 次。

3. 询问调查　调查员在调查开始前需认真核实调查对象身份;严格按照电子问卷设置要求输入相应信息;监测点质控人员每日回收 PAD 调取调查表的录音进行审核;信息系统每日自动随机抽取每名调查员的 5.0% 的调查问卷,由省级疾控中心审核,对于发现的问题及时在线反馈,监测点负责人员及时纠正并向调查员反馈。

4. 身体测量　身高、体重、腰围和血压、心率的测量要求每项由 2 名测量人员完成。省级督导员在监测点现场针对身高、体重、腰围、血压、心率测量抽取 5% 调查对象进行符合测量,并与测量员测量结果比对,及时发现测量过程中存在的问题并纠正。

5. 肺功能检查　参照 ATS 肺功能测试质量控制标准,制订此次监测肺功能测试的质量控制标准。全部监测点采用统一型号的肺功能测量仪 - 便携式肺量计。肺功能测量前根据操作说明要求安装准备好肺功能仪,每次使用肺功能仪前对仪器进行容量校准和三流速校准。各监测点配备统一的温湿度大气压计每日进行环境参数的校准。测量员在测试前需要询问受试者是否满足肺功能测定的纳入、排除标准,包括有无检测禁忌证和应避免的药物服用情况,如支气管扩张剂、β 受体激动剂、激素和茶碱类药物。采用统一的测量方法测定基础肺功能和支气管舒张试验后肺功能,每位受试者完成基础测试后,需要进行支气管舒张试验,使用沙丁胺醇气雾剂(400μg/ 人),休息 15 分钟后进行支气管舒张试验后肺功能测试。

用力肺活量(流速 - 容量曲线)测定质控标准:

(1)单次操作标准

1)流速容量曲线显示患者呼气达到最大努力,PEF 尖峰迅速出现,外推容量＜5% FVC 或 0.15L;

2)呼气相降支曲线平滑,至少呼气 6 秒;若受试者呼气时间＜6 秒,其时间 - 容量曲线须显示呼气相平台出现且超过 2 秒,流量变化＜25ml/s;

3)呼气过程无中断,无咳嗽,无舌头阻塞口器、漏气、影响测试的声门闭合等情况。

（2）重复性测定

1）测定过程中要求受试者至少测定 3 次（一般最多不超过 8 次）；

2）可接受的操作中，FEV_1 和 FVC 最佳值与次佳值两者间差异少于 0.2L；

3）可接受的操作中，PEF 的最佳值与次佳值两者之间差异少于 0.67L/s。

（3）结果报告：报告各次 FVC、FEV_1 和 FEV_6 中的最大值。

（三）现场调查结束后的质量控制

1. 肺功能测试质量评级　采用肺功能评级（A、B、C、D、F 五分级）的方式对肺功能测试结果进行质量控制，评级为 A、B、C 级的测试定为合格测试，对于评级为 D、F 的测试则必须重新测试。各省肺功能质量评估组负责本省监测点的质量评估，对每份测试进行分级评价，要求各监测点达到 A 级的测试不低于 70%，达到 C 级及以上的测试不低于 95%。国家评估组按照 5% 的比例随机进行抽查，如抽查测试质量评估分级与各省级质量评估组的不符合率超过 15%，则要求该省质量评估组对所有测试结果进行重新评估。

用力肺活量测定测试质量评估分级标准：

（1）可接受的操作

1）测试曲线符合图形要求；

2）呼吸迅速，起始无犹豫（外推容积＜0.15L 或 5%FVC）；

3）有效的 FEV_6（用力时间＞6 秒，如呼气时间＜6 秒，则要求其时间 - 容量曲线须显示呼气相平台出现且超过 2 秒）。

（2）测试质量分级标准

A：获得至少 3 次可接受的操作，且

　　FEV_1 最佳值与次佳值间差异少于 0.1L

　　FEV_6 最佳值与次佳值间差异少于 0.1L

B：获得至少 2 次可接受的操作，且

　　FEV_1 最佳值与次佳值间差异少于 0.15L

C：获得至少 2 次可接受的测试，且

　　FEV_1 最佳值与次佳值间差异少于 0.2L

D：仅获得 1 次可接受的操作

F：未获得可接受的操作

2. 数据清理与分析环节　中国疾控中心慢病中心及专家组多次讨论确定数据清理和分析方案，两组人员独立撰写数据清理程序并比对清理结果，发现问题及时与省级疾控中心和各监测点沟通、核对数据和修正错误。本次监测应完成询问调查人数 75 000 人，完成肺功能测试人数 67 500 人（按肺功能禁忌证 10% 估计）。最终，125 个监测点共完成询问调查 75 107 人，完成基础肺功能测试人 69 933，完成支气管舒张试验后肺功能测试 68 984 人。

询问调查问卷中所有变量缺失、逻辑错误和不合理值比例分别为 0.15%、0.002% 和 0.000%。基础肺功能测试 A 级率为 79.6%，C 级及以上率为 96.5%；支气管舒张后肺功能测试 A 级率为 82.5%，C 级及以上率为 96.8%。表 1-2。

表 1-2 肺功能测试质量评级结果

评级	基础肺功能测试			支气管扩张后肺功能测试		
	频数	比例 %	累计比例 %	频数	比例 %	累计比例 %
A	55 649	79.6	79.6	56 879	82.5	82.5
B	10 653	15.2		8935	13.0	
C	1173	1.7	96.5	938	1.3	96.8
D	1510	2.2		1130	1.6	
F	948	1.3		1102	1.6	

　　由两组人员严格按照数据分析方案独立编写分析程序、分析结果并校对结果。对于数据清理和分析的结果,除在内部进行比对查错以外,还接受外部专家对程序和结果的审核。

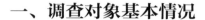

第二部分
主要结果

一、调查对象基本情况

（一）不同地区调查对象的性别、年龄分布

本次监测中,最终纳入数据分析的 40 岁及以上居民共计 75 107 人,其中男性 37 312 人,占 49.7%,女性 37 795 人,占 50.3%,男女性所占比例基本一致;40~49 岁、50~59 岁、60~69 岁、70 岁及以上的样本数分别为 23 508 人(31.3%)、24 526 人(32.7%)、19 882 人(26.5%)和 7191 人(9.5%)。

城市 40 岁及以上居民为 35 702 人,占 47.5%,农村居民 39 405 人,占 52.5%,农村居民的比例高于城市居民。东部、中部和西部地区样本数分别为 26 487 人(35.3%)、22 195 人(29.5%)和 26 425 人(35.2%)。表 2-1、表 2-2。

表 2-1　不同性别、年龄、地区调查样本数（人）

		合计				城市				农村			
		小计	东部	中部	西部	小计	东部	中部	西部	小计	东部	中部	西部
合计	小计	75 107	26 487	22 195	26 425	35 702	15 265	9985	10 452	39 405	11 222	12 210	15 973
	40~49 岁	23 508	7110	7184	9214	10 919	3934	3370	3615	12 589	3176	3814	5599
	50~59 岁	24 526	8958	7137	8431	11 599	5139	3155	3305	12 927	3819	3982	5126
	60~69 岁	19 882	7573	5860	6449	9738	4583	2552	2603	10 144	2990	3308	3846
	70 岁及以上	7191	2846	2014	2331	3446	1609	908	929	3745	1237	1106	1402
男性	小计	37 312	12 812	11 150	13 350	16 399	6836	4678	4885	20 913	5976	6472	8465
	40~49 岁	11 310	3299	3421	4590	4858	1679	1533	1646	6452	1620	1888	2944
	50~59 岁	11 674	4231	3401	4042	5090	2238	1399	1453	6584	1993	2002	2589
	60~69 岁	10 364	3776	3174	3414	4709	2125	1280	1304	5655	1651	1894	2110
	70 岁及以上	3964	1506	1154	1304	1742	794	466	482	2222	712	688	822
女性	小计	37 795	13 675	11 045	13 075	19 303	8429	5307	5567	18 492	5246	5738	7508
	40~49 岁	12 198	3811	3763	4624	6061	2255	1837	1969	6137	1556	1926	2655
	50~59 岁	12 852	4727	3736	4389	6509	2901	1756	1852	6343	1826	1980	2537
	60~69 岁	9518	3797	2686	3035	5029	2458	1272	1299	4489	1339	1414	1736
	70 岁及以上	3227	1340	860	1027	1704	815	442	447	1523	525	418	580

表 2-2　不同性别、年龄、地区调查对象构成(%)

		合计				城市				农村			
		小计	东部	中部	西部	小计	东部	中部	西部	小计	东部	中部	西部
合计	小计	100	100	100	100	100	100	100	100	100	100	100	100
	40~49 岁	31.3	26.8	32.4	34.9	30.6	25.8	33.8	34.6	31.9	28.3	31.2	35.1
	50~59 岁	32.7	33.8	32.2	31.9	32.5	33.7	31.6	31.6	32.8	34.0	32.6	32.1
	60~69 岁	26.5	28.6	26.4	24.4	27.3	30.0	25.6	24.9	25.7	26.6	27.1	24.1
	70 岁及以上	9.5	10.8	9.0	8.8	9.6	10.5	9.0	8.9	9.6	11.1	9.1	8.7
男性	小计	49.7	48.4	50.2	50.5	45.9	44.8	46.9	46.7	53.1	53.3	53.0	53.0
	40~49 岁	15.1	12.5	15.4	17.4	13.6	11.0	15.4	15.7	16.4	14.4	15.5	18.4
	50~59 岁	15.5	16.0	15.4	15.3	14.3	14.7	14.0	13.9	16.7	17.8	16.4	16.2
	60~69 岁	13.8	14.3	14.3	12.9	13.2	13.9	12.8	12.5	14.4	14.7	15.5	13.2
	70 岁及以上	5.3	5.6	5.2	4.9	4.8	5.2	4.7	4.6	5.6	6.4	5.6	5.2
女性	小计	50.3	51.6	49.8	49.5	54.1	55.2	53.1	53.3	46.9	46.7	47.0	47.0
	40~49 岁	16.2	14.4	17.0	17.5	17.0	14.8	18.4	18.8	15.6	13.9	15.8	16.6
	50~59 岁	17.1	17.8	16.8	16.6	18.2	19.0	17.6	17.7	16.1	16.3	16.2	15.9
	60~69 岁	12.7	14.3	12.1	11.5	14.1	16.1	12.7	12.4	11.4	11.9	11.6	10.9
	70 岁及以上	4.3	5.1	3.9	3.9	4.8	5.3	4.4	4.4	3.8	4.6	3.4	3.6

(二) 不同地区调查对象的教育水平、婚姻状况、职业和民族分布

在所有有效样本中，未接受正规学校教育、小学未毕业、小学毕业、初中毕业、高中/中专/技校、大专毕业、本科毕业及以上所占的比例分别为 15.5%、14.2%、21.9%、31.5%、12.8%、2.9%、1.2%。农村地区小学毕业及以下文化程度者所占比例为 63.4%，明显高于城市地区(38.5%)；而城市地区高中及以上学历者所占比例为 26.7%，明显高于农村地区(8.0%)。已婚/同居者所占比例为 90.0%，其次为离婚/丧偶/分居者占 9.0%，单身占 1.0%。

在调查样本中，从事职业为农林牧渔水利、生产运输、商业服务、行政干部、办事人员、技术人员的比例分别为 46.5%、3.2%、4.3%、1.5%、1.7%、3.0%，军人所占比例不足 0.1%，另外未就业、家务、离退休人员比例分别为 5.4%、14.6% 和 12.0%。汉族所占比例最高为 89.0%，其次为回族(2.4%)、藏族(1.8%)、壮族(1.3%)、苗族(1.0%)，其他民族所占比例合计为 4.5%。表 2-3。

表 2-3　不同地区调查对象的教育水平、婚姻状况、职业和民族构成(%)

	合计				城市				农村			
	小计	东部	中部	西部	小计	东部	中部	西部	小计	东部	中部	西部
教育水平												
未接受正规学校教育	15.5	12.0	14.2	20.0	10.3	9.1	11.6	10.8	20.2	16.1	16.3	26.1
小学未毕业	14.2	12.5	14.5	15.7	9.7	9.6	8.9	10.6	18.3	16.4	19.1	19.0
小学毕业	21.9	21.5	22.8	21.5	18.5	18.8	17.7	18.8	24.9	25.1	27.0	23.2

续表

| | 合计 | | | 城市 | | | 农村 | | |
	小计	东部	中部	西部	小计	东部	中部	西部	小计	东部	中部	西部
初中毕业	31.5	34.7	32.2	27.8	34.8	36.6	34.9	32.1	28.6	32.2	30.0	25.0
高中/中专/技校	12.8	15.2	12.5	10.6	18.8	19.3	19.1	17.7	7.3	9.6	7.1	5.9
大专毕业	2.9	2.9	2.6	3.1	5.4	4.5	5.2	6.9	0.6	0.5	0.4	0.7
本科毕业	1.2	1.2	1.2	1.3	2.4	2.0	2.5	3.1	0.1	0.1	0.1	0.1
研究生及以上	0.0	0.0	0.0	0.0	0.1	0.1	0.1	0.0	0.0	0.0	0.0	0.0
婚姻状况												
单身	1.0	0.9	1.0	1.2	0.8	0.9	0.7	0.8	1.3	1.1	1.3	1.4
已婚/同居	90.0	90.7	90.0	89.1	89.8	90.5	89.7	88.8	90.1	91.0	90.3	89.4
离婚/丧偶/分居	9.0	8.4	9.0	9.7	9.4	8.6	9.6	10.4	8.6	7.9	8.4	9.2
职业												
农林牧渔水利	46.5	35.7	48.8	55.5	24.8	22.1	26.9	26.9	66.2	54.3	66.7	74.2
生产运输	3.2	4.3	3.2	1.9	3.8	4.3	4.4	2.6	2.5	4.3	2.4	1.4
商业服务	4.3	4.7	4.3	3.9	6.9	6.4	7.1	7.3	1.9	2.3	1.9	1.7
行政干部	1.5	1.1	1.3	2.0	2.6	1.4	2.4	3.9	0.5	0.6	0.3	0.7
办事人员	1.7	1.8	2.0	1.4	3.0	2.6	4.0	2.7	0.5	0.7	0.3	0.6
技术人员	3.0	3.1	3.1	2.9	4.5	3.7	4.8	5.5	1.7	2.4	1.7	1.2
军人	0.0	0.0	0.0	0.0	0.0	0.0	0.0	0.1	0.0	0.0	0.0	0.0
其他劳动者	7.8	9.5	6.6	6.8	8.6	8.9	7.4	9.4	6.9	10.3	6.0	5.2
在校学生	0.0	0.0	0.0	0.0	0.0	0.0	0.0	0.0	0.0	0.0	0.0	0.0
未就业	5.4	6.8	4.7	4.8	7.6	8.4	6.4	7.5	3.6	4.7	3.3	2.9
家务	14.6	15.5	17.3	11.6	14.7	13.8	18.3	12.8	14.6	17.7	16.5	10.9
离退休人员	12.0	17.5	8.7	9.2	23.5	28.4	18.3	21.3	1.6	2.7	0.9	1.2
民族												
汉族	89.0	95.5	95.5	77.0	93.3	95.9	97.1	85.9	85.1	94.9	94.1	71.2
壮族	1.3	0.3	0.2	3.3	0.7	0.2	0.2	1.9	1.9	0.4	0.2	4.2
满族	0.6	0.7	0.9	0.3	0.7	1.2	0.5	0.2	0.5	0.1	1.2	0.3
回族	2.4	1.0	0.3	5.7	1.9	1.1	0.5	4.4	2.9	0.9	0.0	6.5
苗族	1.0	0.2	2.6	0.6	0.3	0.0	0.8	0.4	1.7	0.5	4.0	0.7
维吾尔族	0.1	0.0	0.0	0.2	0.1	0.0	0.0	0.2	0.1	0.0	0.0	0.3
彝族	0.2	0.0	0.0	0.7	0.1	0.0	0.0	0.2	0.4	0.0	0.0	1.0
土家族	0.0	0.0	0.0	0.1	0.0	0.0	0.1	0.1	0.0	0.0	0.0	0.0
蒙古族	0.6	0.1	0.0	1.4	0.7	0.2	0.0	2.0	0.4	0.0	0.0	1.1
朝鲜族	0.2	0.0	0.5	0.0	0.2	0.0	0.7	0.0	0.1	0.0	0.4	0.0
藏族	1.8	0.0	0.0	5.1	0.6	0.0	0.0	2.0	2.9	0.0	0.0	7.2
其他	2.8	2.2	0.0	5.6	1.4	1.4	0.1	2.7	4.0	3.2	0.1	7.5

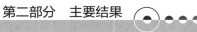

二、慢阻肺患病情况

（一）慢阻肺患病率

1. 有效样本　慢阻肺患病情况的有效样本量为 66 752 人，其中男性为 33 137 人，女性为 33 615 人；城市有效样本为 32 009 人，农村有效样本为 34 743 人；东、中、西部地区有效样本量分别为 23 703 人、19 721 人和 23 328 人。

2. 慢阻肺患病率　2014 年，我国 40 岁及以上居民慢阻肺患病率为 13.6%，其中男性患病率为 19.0%，女性为 8.1%，男性明显高于女性。40~49 岁人群患病率为 6.5%（男性 9.0%、女性 4.0%），50~59 岁为 12.7%（男性 17.8%、女性 7.5%），60~69 岁为 21.2%（男性 30.4%、女性 11.7%），70 岁及以上为 29.9%（男性 42.3%、女性 18.5%），慢阻肺患病率随年龄增高而上升，各年龄组中均为男性高于女性。图 2-1。

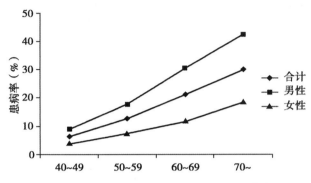

图 2-1　不同性别、年龄组居民慢阻肺患病率

城市地区 40 岁及以上居民慢阻肺患病率为 12.2%（男性 16.7%，女性 7.6%），农村地区为 14.9%（男性 21.2%，女性 8.6%），农村患病水平明显高于城市。东、中、西部地区的慢阻肺患病率分别为 13.7%、10.9% 和 16.9%，其中东、中、西部城市地区慢阻肺患病率依次为 12.4%、9.8% 和 15.0%，农村地区慢阻肺患病率依次为 15.3%、11.7% 和 18.2%。图 2-2、表 2-4。

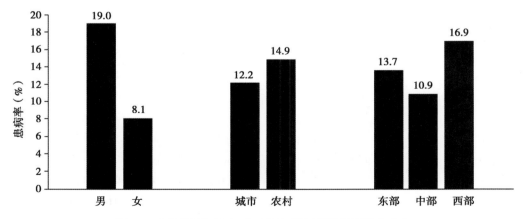

图 2-2　不同性别、城乡、东中西部地区居民慢阻肺患病率

表 2-4　不同性别、年龄、地区居民慢阻肺患病率（%）

		合计				城市				农村			
		小计	东部	中部	西部	小计	东部	中部	西部	小计	东部	中部	西部
合计	小计	13.6	13.7	10.9	16.9	12.2	12.4	9.8	15.0	14.9	15.3	11.7	18.2
	40~49 岁	6.5	6.2	5.4	8.3	5.9	5.5	5.3	7.9	7.1	7.4	5.6	8.6
	50~59 岁	12.7	12.7	10.7	15.3	11.0	10.7	9.9	13.3	14.3	15.2	11.2	16.7
	60~69 岁	21.2	20.6	18.0	25.8	18.9	19.2	16.2	21.5	23.1	22.1	19.3	28.3
	70 岁及以上	29.9	32.3	20.7	37.4	31.0	35.1	19.3	37.5	29.1	29.4	21.7	37.3
男性	小计	19.0	18.7	16.1	23.1	16.7	16.6	14.2	20.4	21.2	21.4	17.7	25.0
	40~49 岁	9.0	8.6	7.7	11.1	7.8	7.1	7.0	10.4	10.3	10.9	8.4	11.6
	50~59 岁	17.8	17.5	15.3	21.5	15.8	15.5	14.0	19.0	19.6	19.9	16.4	23.0
	60~69 岁	30.4	28.8	27.3	36.3	27.2	27.2	25.2	29.8	33.0	30.6	28.7	39.8
	70 岁及以上	42.3	44.5	33.1	49.0	41.3	44.4	29.1	49.9	43.1	44.5	36.2	48.4
女性	小计	8.1	8.6	5.6	10.3	7.6	8.0	5.4	9.4	8.6	9.4	5.8	10.9
	40~49 岁	4.0	3.8	3.2	5.2	4.0	3.8	3.5	5.2	3.9	3.8	2.9	5.3
	50~59 岁	7.5	7.8	5.9	8.9	6.2	5.8	5.8	7.5	8.7	10.3	6.0	9.8
	60~69 岁	11.7	12.2	8.4	14.7	10.5	11.2	7.3	13.2	12.6	13.3	9.1	15.5
	70 岁及以上	18.5	21.5	9.7	24.7	21.0	26.0	9.5	24.7	16.6	17.3	9.8	24.7

（二）慢阻肺患者气流受限严重程度

1. 有效样本　慢阻肺患者气流受限严重程度分级的有效样本量为 9134 人，其中男性患者为 6635 人，女性患者为 2499 人；城市有效样本为 3877 人，农村有效样本为 5257 人；东、中、西部地区有效样本量分别为 3412 人、2293 人和 3429 人。

2. 慢阻肺患者气流受限严重程度　2014 年，对我国慢阻肺患者依据气流受限严重程度进行分级结果显示，轻度患者比例为 56.4%，中度患者为 36.3%，重度患者为 6.5%，极重度患者为 0.9%。男性患者轻、中、重、极重度的比例分别为 56.7%、35.3%、6.9% 和 1.1%，其中中度及以上的比例为 43.3%；女性患者轻、中、重、极重度的比例分别为 55.6%、38.8%、5.3% 和 0.3%，中度及以上患者的比例为 44.4%，女性慢阻肺气流受限严重程度分级为中度及以上的比例略高于男性。40~49 岁年龄组慢阻肺患者中度、重度、极重度的比例分别为 33.6%、3.3% 和 0.4%，而 70 岁及以上慢阻肺患者中中度、重度、极重度的比例依次为 38.9%、10.9% 和 1.1%，高年龄组患者气流受限严重程度分级为中度及以上的比例均高于低年龄组患者。

城市地区慢阻肺患者气流受限严重程度分级为轻、中、重和极重度的比例分别为 54.8%、38.0%、6.4% 和 0.8%，农村地区分别为 57.6%、35.0%、6.5% 和 0.9%，城市地区慢阻肺气流受限严重程度分级为中度及以上的比例略高于农村。中部地区中度及以上气流受限患者比例最高为 49.5%，高于东部地区（43.8%）和西部地区（39.4%）。表 2-5。

表 2-5　不同性别、年龄、地区慢阻肺患者气流受限严重程度分级构成比（%）

	GOLD1:轻度	GOLD2:中度	GOLD3:重度	GOLD4:极重度
合计	56.4	36.3	6.5	0.9
性别				
男性	56.7	35.3	6.9	1.1
女性	55.6	38.8	5.3	0.3
年龄				
40~49 岁	62.7	33.6	3.3	0.4
50~59 岁	59.1	35.8	4.3	0.8
60~69 岁	55.7	36.3	7.0	1.0
70 岁及以上	49.1	38.9	10.9	1.1
城乡				
城市	54.8	38.0	6.4	0.8
农村	57.6	35.0	6.5	0.9
地区				
东部	56.2	37.2	5.9	0.7
中部	50.5	39.2	9.0	1.3
西部	60.6	33.4	5.3	0.7

三、慢阻肺相关危险因素

（一）烟草烟雾暴露

1. 有效样本　吸烟部分有效样本量为 74 891 人，男性 37 243 人，女性 37 648 人；城市 35 592 人，农村 39 299 人；东、中、西部地区样本量分别为 26 409 人、22 132 人和 26 350 人。

2. 吸烟情况

（1）吸烟率：2014 年，我国 40 岁以上居民吸烟率为 40.0%，其中男性为 74.1%，女性为 5.4%，男性明显高于女性；40~49 岁、50~59 岁、60~69 岁年龄组吸烟率依次增高分别为 38.1%、42.2% 及 43.2%，到 70 岁及以上年龄组又降低至 37.0%；男性中 60~69 岁年龄组吸烟率最高为 78.6%；女性 70 岁及以上年龄组吸烟率最高为 8.6%。

城乡居民吸烟率分别为 38.8% 和 41.2%，其中城市男性吸烟率（71.8%）低于农村男性（76.3%），城市女性吸烟率（5.0%）低于农村女性（5.7%）。东、中、西部地区吸烟率依次为 39.6%（男性 72.8%，女性 6.2%）、39.8%（男性 73.0%，女性 6.3%）、40.9%（男性 77.7%，女性 2.8%），西部农村男性吸烟率最高为 79.2%、东部农村男性次之（76.5%）、再次是西部城市男性（75.5%）。表 2-6。

表 2-6 不同性别、年龄、地区居民吸烟率（%）

		合计				城市				农村			
		小计	东部	中部	西部	小计	东部	中部	西部	小计	东部	中部	西部
合计	小计	40.0	39.6	39.8	40.9	38.8	38.2	38.7	40.0	41.2	41.4	40.6	41.5
	40~49 岁	38.1	37.2	37.4	40.5	37.4	36.5	37.4	39.4	38.9	38.3	37.5	41.3
	50~59 岁	42.2	42.4	41.6	42.6	40.9	41.3	39.9	41.2	43.4	43.8	42.9	43.6
	60~69 岁	43.2	43.4	43.0	43.1	41.3	41.7	40.1	41.7	44.7	45.2	44.9	43.9
	70 岁及以上	37.0	36.3	38.8	35.9	35.6	32.9	39.0	37.5	38.1	40.0	38.7	35.0
男性	小计	74.1	72.8	73.0	77.7	71.8	70.0	72.2	75.5	76.3	76.5	73.6	79.2
	40~49 岁	71.5	69.7	70.0	76.0	69.5	67.2	70.1	73.3	73.6	73.3	70.0	78.1
	50~59 岁	77.5	77.0	75.5	80.8	75.2	74.7	74.3	77.9	79.6	80.0	76.5	82.8
	60~69 岁	78.6	78.4	76.5	81.4	76.7	76.9	73.9	79.7	80.1	80.1	78.2	82.3
	70 岁及以上	69.0	65.5	71.8	71.2	65.9	59.2	72.6	72.4	71.4	72.4	71.3	70.4
女性	小计	5.4	6.2	6.3	2.8	5.0	5.9	4.8	3.2	5.7	6.6	7.4	2.6
	40~49 岁	3.5	3.5	4.3	2.4	3.2	3.5	3.2	2.7	3.7	3.4	5.2	2.2
	50~59 岁	5.5	6.5	6.5	2.6	5.4	6.8	4.6	3.2	5.7	6.1	8.0	2.2
	60~69 岁	6.6	7.5	8.2	3.6	6.1	6.6	6.7	4.1	7.1	8.5	9.3	3.4
	70 岁及以上	8.6	11.3	9.4	3.3	8.4	10.2	8.3	4.1	8.8	12.4	10.1	2.9

（2）现在吸烟率：2014 年，我国 40 岁以上居民现在吸烟率为 31.0%，其中男性为 57.6%，女性为 4.0%，男性明显高于女性；40~49 岁年龄组现在吸烟率为 32.6%，50~59 岁现在吸烟率为 33.4%，60 岁以后现在吸烟率开始下降，60~69 岁为 30.2%，70 岁及以上为 22.8%；男性中 50~59 岁年龄组的现在吸烟率最高为 61.4%；女性 70 岁及以上年龄组的现在吸烟率最高为 5.9%。

城乡居民现在吸烟率分别为 29.5%（男性 54.8%，女性 3.7%）和 32.4%（男性 60.2%，女性 4.4%），农村高于城市。东、中、西部地区现在吸烟率依次为 30.5%（男性 56.0%，女性 4.7%）、31.0%（男性 57.0%，女性 4.8%）、32.0%（男性 60.9%，女性 2.1%）；西部农村男性的现在吸烟率最高（64.1%），东部农村男性次之（58.9%），再次是中部农村男性（58.2%）。表 2-7。

表 2-7 不同性别、年龄、地区居民现在吸烟率（%）

		合计				城市				农村			
		小计	东部	中部	西部	小计	东部	中部	西部	小计	东部	中部	西部
合计	小计	31.0	30.5	31.0	32.0	29.5	29.3	29.7	29.8	32.4	32.0	32.0	33.5
	40~49 岁	32.6	31.2	32.7	34.5	31.5	30.6	32.3	32.3	33.7	32.2	33.0	36.3
	50~59 岁	33.4	33.6	33.0	33.7	32.2	32.9	31.0	32.1	34.6	34.4	34.6	34.7
	60~69 岁	30.2	29.8	29.9	31.0	27.5	28.1	26.9	26.9	32.3	31.7	32.0	33.4
	70 岁及以上	22.8	22.7	22.9	22.8	19.7	18.6	21.4	20.1	25.2	27.0	23.9	24.4

续表

		合计				城市				农村			
		小计	东部	中部	西部	小计	东部	中部	西部	小计	东部	中部	西部
男性	小计	57.6	56.0	57.0	60.9	54.8	53.8	55.5	56.2	60.2	58.9	58.2	64.1
	40~49 岁	61.1	58.4	61.3	64.9	58.6	56.5	60.9	60.3	63.7	61.3	61.7	68.6
	50~59 岁	61.4	61.1	59.9	63.7	59.1	59.5	57.4	60.3	63.5	63.0	61.8	65.9
	60~69 岁	55.0	53.9	53.0	58.9	50.9	51.7	49.2	51.6	58.1	56.4	55.5	62.9
	70 岁及以上	41.8	39.5	42.0	45.2	35.7	32.6	38.9	38.5	46.7	47.0	44.2	49.2
女性	小计	4.0	4.7	4.8	2.1	3.7	4.3	3.6	2.3	4.4	5.2	5.6	2.0
	40~49 岁	2.9	3.0	3.5	2.1	2.6	2.8	2.5	2.0	3.3	3.1	4.4	2.0
	50~59 岁	4.4	5.0	5.3	2.2	4.4	5.3	3.9	2.8	4.4	4.7	6.3	1.8
	60~69 岁	4.6	5.1	6.0	2.3	4.1	4.6	4.8	2.3	5.0	5.7	6.8	2.3
	70 岁及以上	5.9	8.2	5.8	2.1	5.3	6.5	5.3	2.5	6.3	10.0	6.2	1.9

（二）职业粉尘和有害气体暴露

1. 有效样本　职业粉尘和（或）有害气体暴露部分的有效样本量为 71 061 人,男性 35 425 人,女性 35 636 人;城市 33 802 人,农村 37 259 人;东、中、西部地区样本量分别为 25 442 人、21 058 人和 24 561 人。

2. 职业粉尘和（或）有害气体暴露情况

2014 年,我国 40 岁及以上居民职业粉尘和（或）有害气体暴露率为 46.3%,其中男性为 51.4%,女性为 41.0%,男性高于女性。男性中 40~49 岁年龄组职业粉尘和（或）有害气体暴露率最高为 54.0%;女性 50~59 岁年龄组职业粉尘和（或）有害气体暴露率最高分别为 43.6%。

城乡居民中职业粉尘和（或）有害气体暴露率分别为 40.3% 和 51.7%,农村地区居民高于城市地区。东、中、西部地区城市居民的职业粉尘和（或）有害气体暴露率依次为 36.6%、38.2% 和 51.8%,西部地区居民的职业粉尘和（或）有害气体暴露率明显高于东、中部地区。表 2-8。

表 2-8　不同性别、年龄、地区居民粉尘和（或）有害气体职业暴露率（%）

		合计				城市				农村			
		小计	东部	中部	西部	小计	东部	中部	西部	小计	东部	中部	西部
合计	小计	46.3	41.2	42.7	59.0	40.3	36.6	38.2	51.8	51.7	47.0	46.2	63.8
	40~49 岁	48.3	43.5	46.2	58.5	41.4	36.7	42.4	50.6	55.3	53.2	49.5	64.4
	50~59 岁	48.3	42.9	45.8	61.2	40.5	37.0	38.5	52.1	55.4	50.1	51.4	66.9
	60~69 岁	47.3	42.1	40.2	63.3	42.1	39.4	35.3	56.8	51.3	45.1	43.5	66.9
	70 岁及以上	34.9	30.0	28.3	50.8	33.8	31.7	25.4	48.7	35.7	28.1	30.0	52.0

续表

		合计			城市				农村		
		小计	东部	中部	西部	小计	东部	中部	西部	小计	东部	中部	西部
男性	小计	51.4	46.6	49.0	62.2	45.8	41.7	45.3	55.7	56.6	52.8	51.8	66.5
	40~49 岁	54.0	49.8	52.8	62.3	48.0	42.6	51.2	55.7	60.3	60.3	54.3	67.2
	50~59 岁	52.8	47.2	51.5	64.1	45.2	41.7	45.1	54.2	59.6	54.0	56.5	70.2
	60~69 岁	51.9	47.0	45.8	66.2	47.0	44.9	40.3	60.4	55.6	49.2	49.5	69.4
	70 岁及以上	39.4	34.6	34.3	52.6	37.2	34.4	29.9	52.4	41.0	34.9	37.2	52.7
女性	小计	41.0	35.8	36.4	55.7	34.7	31.3	30.9	47.7	46.8	41.3	40.5	60.9
	40~49 岁	42.3	37.1	39.5	54.4	34.5	30.5	33.3	45.0	50.1	46.2	44.8	61.3
	50~59 岁	43.6	38.3	39.7	58.2	35.5	32.1	31.6	49.9	51.0	46.1	46.0	63.4
	60~69 岁	42.4	37.0	34.3	60.2	37.1	33.8	30.2	53.3	46.7	40.7	37.1	64.2
	70 岁及以上	30.9	26.1	22.8	49.1	30.6	29.4	21.3	45.2	31.1	22.5	23.7	51.3

3. 职业粉尘和有害气体接触的防护情况 2014 年,在我国 40 岁以上有职业粉尘和(或)有害气体暴露的人群中,职业粉尘和(或)有害气体防护率为 26.7%,其中男性为 26.9%,女性为 26.5%;防护率随年龄的升高逐渐降低,男性中 40~49 岁年龄组防护率最高为 30.6%,70 岁及以上防护率最低为 19.4%;女性 40~49 岁年龄组防护率最高为 35.7%,70 岁及以上年龄组最低为 11.4%。

城乡地区职业粉尘和(或)有害气体防护率分别为 30.6% 和 24.0%。东、中、西部地区防护率依次降低,分别为 29.9%、27.0% 和 22.9%;东部城市防护率最高为 33.8%,西部农村防护率最低为 21.2%。表 2-9。

表 2-9 不同性别、年龄、地区职业暴露粉尘和(或)有害气体防护率(%)

		合计			城市				农村		
		小计	东部	中部	西部	小计	东部	中部	西部	小计	东部	中部	西部
合计	小计	26.7	29.9	27.0	22.9	30.6	33.8	29.8	26.2	24.0	26.0	25.2	21.2
	40~49 岁	32.8	34.5	34.2	29.4	33.8	36.3	32.9	30.7	32.1	32.8	35.1	28.6
	50~59 岁	25.5	29.6	25.3	20.7	30.5	34.4	29.1	25.0	22.3	25.3	23.0	18.6
	60~69 岁	20.6	26.4	16.6	17.8	28.7	34.8	25.4	22.2	15.4	18.4	11.8	15.6
	70 岁及以上	15.7	16.8	15.5	14.6	20.5	21.1	21.6	18.7	12.1	11.6	12.2	12.4
男性	小计	26.9	29.3	27.0	24.0	30.1	32.5	29.3	26.9	24.6	26.1	25.4	22.4
	40~49 岁	30.6	32.0	31.7	27.9	31.1	32.8	30.7	28.7	30.2	31.1	32.5	27.3
	50~59 岁	26.7	29.7	27.5	22.2	30.7	33.6	30.5	25.4	24.0	26.0	25.6	20.6
	60~69 岁	22.3	26.5	18.6	20.8	29.8	34.7	25.7	25.7	17.4	18.6	14.8	18.5
	70 岁及以上	19.4	20.7	16.9	20.0	23.8	23.7	22.1	25.1	16.3	17.5	14.2	17.0
女性	小计	26.5	30.6	27.0	21.7	31.3	35.6	30.5	25.4	23.2	25.9	24.9	19.7
	40~49 岁	35.7	38.1	37.6	31.3	37.8	41.5	36.3	33.5	34.3	35.0	38.4	30.1
	50~59 岁	24.0	29.5	22.2	19.0	30.2	35.4	26.9	24.5	20.1	24.4	19.7	16.3
	60~69 岁	18.4	26.3	13.8	14.2	27.2	34.9	24.9	18.3	12.8	18.3	7.56	12.3
	70 岁及以上	11.4	12.4	13.5	9.24	16.8	18.5	21.1	11.6	7.28	3.94	9.46	8.06

（三）家庭烹饪、取暖污染燃料使用情况

1. 样本情况 家庭燃料燃烧部分的有效样本为75 075人,城市35 690人,农村39 385人。东、中、西部地区分别为26 472人、22 190人和26 413人。

2. 家庭烹饪污染燃料使用情况 本次监测结果显示,在所有调查对象中,其家庭烹饪污染燃料使用比例(含生物燃料和煤/煤油燃料)为48.8%;其中家庭烹饪使用生物燃料的比例38.5%,使用煤/煤油燃料的比例为16.2%。

农村地区居民中,家庭烹饪污染燃料使用比例为66.4%,远高于城市地区(29.7%),中、西部地区(59.5%、56.5%)高于东部地区(35.8%)。城市地区居民中,家庭烹饪时污染燃料使用比例中部地区(39.5%)高于西部地区(29.8%)和东部地区(23.8%);农村地区家庭烹饪时污染燃料使用比例中、西部地区(75.2%、74.4%)高于东部地区(51.1%)。家庭烹饪生物燃料使用比例最高的地区依次为西部农村(65.4%)、中部农村(58.2%)和东部农村(43.7%),这一比例在东、中、西部城市地区比较接近,分别为19.3%、19.6%和24.1%。60岁及以上两个高年龄组家庭烹饪污染燃料使用比例高于两个低年龄组,这一年龄分布特征在城市和农村、东、中、西部地区均有体现。家庭烹饪煤燃料使用比例最高的地区为中部农村(25.3%)和中部城市(25.0%),其次为西部农村(16.7%)和东部农村(14.7%),这一比例在东、西部城市较低,分别为8.3%和8.4%。4个年龄组家庭烹饪煤燃料使用比例接近。表2-10。

表2-10 不同年龄、地区居民家庭烹饪污染燃料使用比例(%)

	合计				城市				农村			
	小计	东部	中部	西部	小计	东部	中部	西部	小计	东部	中部	西部
污染燃料												
合计	48.8	35.8	59.5	56.5	29.7	23.8	39.5	29.8	66.4	51.1	75.2	74.4
40~49岁	44.1	32.4	53.8	50.3	28.4	24.2	35.7	27.5	60.4	44.1	69.7	67.9
50~59岁	47.7	33.7	59.2	57.4	28.8	21.3	40.2	30.6	65.1	49.1	74.1	74.9
60~69岁	56.3	41.0	67.1	65.6	32.9	23.9	45.6	35.2	74.6	59.9	81.9	82.7
70岁及以上	55.8	43.9	67.9	60.9	32.3	27.5	43.4	29.1	74.3	61.3	84.3	79.3
生物燃料												
合计	38.5	30.0	41.2	48.8	20.4	19.3	19.6	24.1	55.2	43.7	58.2	65.4
40~49岁	32.7	25.4	34.4	42.1	18.1	18.3	15.1	21.7	47.9	35.8	51.3	57.8
50~59岁	37.6	28.3	40.6	49.9	19.4	17.6	18.6	25.0	54.3	41.7	57.9	66.2
60~69岁	47.4	36.1	51.6	58.8	24.7	20.5	27.8	29.6	65.3	53.3	68.0	75.2
70岁及以上	46.4	39.7	49.9	53.2	25.2	25.0	27.0	23.1	63.1	55.3	65.2	70.5
煤/煤油燃料												
合计	16.2	11.1	25.2	13.3	13.2	8.3	25.0	8.4	19.0	14.7	25.3	16.7
40~49岁	16.4	11.5	25.3	13.2	13.8	9.3	25.3	8.0	19.2	14.5	25.3	17.2
50~59岁	16.2	10.3	26.2	13.8	13.0	7.1	26.7	8.2	19.1	14.3	25.9	17.5
60~69岁	15.9	11.2	24.1	13.0	13.2	7.9	24.8	9.2	17.9	14.8	23.6	15.1
70岁及以上	16.0	11.8	24.0	13.4	11.7	7.9	20.4	9.2	19.4	15.9	26.4	15.8

3. 家庭取暖污染燃料使用情况　在所有调查对象中,其家庭取暖污染燃料使用比例(含生物燃料和煤燃料)为36.3%,家庭取暖时使用生物燃料的比例为9.6%,使用煤燃料的比例为26.7%。

农村地区家庭取暖污染燃料使用比例为48.3%,高于城市地区(23.3%),中部地区(43.6%)高于东、西部地区(31.7%、34.6%)。东、中、西部城市地区家庭取暖污染燃料使用比例依次为24.1%、25.2%和19.0%,东、中、西部农村地区依次为41.5%、58.0%和45.1%。不同地区家庭使用煤燃料取暖的比例均要高于生物燃料。东部农村地区使用煤燃料比例最高(38.5%),使用生物燃料比例较低(3.0%),中部农村地区使用以上两种污染燃料的比例均较高(30.1%、27.8%),西部农村地区次之(30.9%、14.2%)。东部城市地区使用煤燃料比例较高(22.2%),使用生物燃料比例低(1.9%),中部城市地区取暖时使用煤燃料的比例为17.8%,使用生物燃料的比例为7.5%,西部城市地区使用以上两种污染燃料的比例均相对较低(16.2%、2.8%)。此外,家庭取暖时使用生物燃料的比例随年龄升高而略有升高,而使用煤燃料的比例在年龄分布上无此趋势。表2-11。

表2-11　不同年龄、地区居民家庭取暖污染燃料使用比例(%)

	合计				城市				农村			
	小计	东部	中部	西部	小计	东部	中部	西部	小计	东部	中部	西部
污染燃料												
合计	36.3	31.7	43.6	34.6	23.3	24.1	25.2	19.0	48.3	41.5	58.0	45.1
40~49 岁	34.8	30.6	40.3	34.6	22.8	25.2	22.1	18.6	47.3	38.4	56.1	46.9
50~59 岁	37.9	33.2	45.4	36.5	24.9	25.1	27.3	20.9	49.8	43.2	59.5	46.6
60~69 岁	37.1	31.7	47.2	33.0	23.3	20.5	30.5	19.6	48.0	44.1	58.7	40.5
70 岁及以上	36.5	32.0	45.1	33.5	21.4	22.3	24.4	15.4	48.4	42.4	58.9	44.0
生物燃料												
合计	9.6	2.4	18.9	9.6	3.7	1.9	7.5	2.8	14.9	3.0	27.8	14.2
40~49 岁	8.4	2.1	16.2	8.7	3.2	1.8	5.6	3.0	13.9	2.5	25.5	13.1
50~59 岁	9.3	2.0	19.1	9.5	3.8	1.7	8.1	2.8	14.4	2.3	27.8	13.9
60~69 岁	10.4	2.7	20.3	9.9	3.9	1.7	8.3	2.9	15.4	3.8	28.4	13.9
70 岁及以上	12.3	3.6	24.7	12.1	5.0	2.6	11.6	1.9	18.2	4.6	33.5	18.0
煤燃料												
合计	26.7	29.4	24.7	25.0	19.6	22.2	17.8	16.2	33.3	38.5	30.1	30.9
40~49 岁	26.4	28.5	24.1	25.8	19.6	23.4	16.6	15.6	33.4	35.9	30.7	33.8
50~59 岁	28.5	31.2	26.2	26.9	21.1	23.4	19.3	18.1	35.4	40.9	31.7	32.7
60~69 岁	26.7	29.0	27.0	23.1	19.3	18.8	22.2	16.7	32.5	40.3	30.2	26.6
70 岁及以上	24.1	28.4	20.4	21.4	16.4	19.7	12.9	13.5	30.2	37.8	25.4	26.0

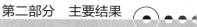

四、慢阻肺疾病知晓与诊治情况

（一）慢阻肺知晓情况

1. 有效样本　慢阻肺相关知识知晓部分的有效样本量为 75 082 人，男性 37 305 人，女性 37 777 人；城市 35 694 人，农村 39 388 人；东、中、西部地区样本量分别为 26 476 人、22 193 人和 26 413 人。

2. 慢阻肺患病知晓率　2014 年，我国 40 岁及以上的慢阻肺患者中，慢阻肺患病知晓率仅为 0.9%，其中男性为 1.0%，女性为 0.6%，男性略高于女性；男性中，60~69 岁、70 岁及以上人群慢阻肺患病知晓率最高为 1.2%，40~49 岁人群最低为 0.5%；女性中，60~69 岁人群最高为 0.9%，70 岁及以上人群最低为 0.2%。城市地区慢阻肺患病知晓率为 1.2%（男性 1.3%、女性 0.8%），农村地区为 0.7%（男性 0.8%、女性 0.3%），城市地区高于农村地区。东、中、西部地区慢阻肺患病知晓率均处于较低水平，依次为 0.8%（城市 1.0%，农村 0.6%）、0.7%（城市 0.9%，农村 0.6%）、1.1%（城市 1.7%，农村 0.7%）。表 2-12。

表 2-12　不同性别、年龄、地区居民的慢阻肺患病知晓率（%）

		合计				城市				农村			
		小计	东部	中部	西部	小计	东部	中部	西部	小计	东部	中部	西部
合计	小计	0.9	0.8	0.7	1.1	1.2	1.0	0.9	1.7	0.7	0.6	0.6	0.7
	40~49 岁	0.5	0.8	0.3	0.5	0.8	0.6	0.7	1.0	0.4	1.1	0.0	0.3
	50~59 岁	0.7	0.5	0.2	1.2	0.7	0.8	0.0	1.0	0.7	0.2	0.2	1.3
	60~69 岁	1.1	1.0	1.3	1.2	1.7	1.3	1.8	2.2	0.7	0.5	1.1	0.6
	70 岁及以上	0.9	0.8	0.7	1.1	1.0	0.5	0.6	2.1	0.8	1.1	0.9	0.5
男性	小计	1.0	1.0	0.8	1.1	1.3	1.3	0.9	1.7	0.8	0.7	0.7	0.8
	40~49 岁	0.5	0.8	0.4	0.5	0.9	0.9	1.0	0.8	0.4	0.0	0.0	0.4
	50~59 岁	0.8	0.6	0.2	1.4	0.7	0.9	0.0	1.0	0.8	0.0	0.3	1.5
	60~69 岁	1.2	1.2	1.3	1.1	1.8	1.8	1.5	2.1	0.8	0.7	1.1	0.6
	70 岁及以上	1.2	1.2	0.9	1.3	1.3	0.8	0.8	2.4	1.1	1.5	1.0	0.7
女性	小计	0.6	0.3	0.5	0.9	0.8	0.3	0.8	1.6	0.3	0.2	0.3	0.4
	40~49 岁	0.5	0.0	0.0	0.5	0.5	0.0	0.0	1.3	0.5	1.9	0.0	0.0
	50~59 岁	0.4	0.0	0.0	0.7	0.6	0.6	0.0	1.0	0.2	0.0	0.0	0.6
	60~69 岁	0.9	0.3	1.6	1.2	1.4	0.4	2.5	2.4	0.5	0.2	0.9	0.5
	70 岁及以上	0.2	0.0	0.0	0.7	0.4	0.0	0.0	1.4	0.0	0.0	0.0	0.0

3. 慢阻肺疾病名称知晓率　2014 年，我国 40 岁及以上居民慢阻肺疾病名称知晓率为 9.2%，其中，男性的知晓率为 9.3%，女性为 9.1%，男女基本一致；60~69 岁组的知晓率最高（10.4%），70 岁及以上组的知晓率最低（8.1%）；在男性人群中，60~69 岁组的知晓率最高（10.7%），40~49 岁组的知晓率最低（8.5%）；在女性人群中，60~69 岁组的知晓率最高（10.1%），

70岁及以上组的知晓率最低(6.7%)。城乡居民慢阻肺疾病名称知晓率分别为11.1%和7.5%，城市明显高于农村；城市女性知晓率(11.7%)高于城市男性知晓率(10.5%)，其中城市女性60~69岁组的知晓率最高(13.2%)；农村男性知晓率(8.2%)高于女性知晓率(6.8%)，其中农村女性70岁及以上组的知晓率最低(4.3%)。东、中、西部地区慢阻肺疾病名称知晓率依次为11.2%(城市14.4%，农村7.0%)、5.9%(城市6.1%，农村5.7%)、10.1%(城市10.3%，农村10.0%)。图2-3、表2-13。

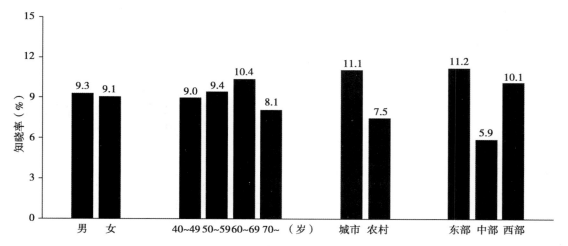

图2-3　不同性别、年龄、地区居民慢阻肺疾病名称知晓率

表2-13　不同性别、年龄、地区居民慢阻肺疾病名称知晓率(%)

		合计				城市				农村			
		小计	东部	中部	西部	小计	东部	中部	西部	小计	东部	中部	西部
合计	小计	9.2	11.2	5.9	10.1	11.1	14.4	6.1	10.3	7.5	7.0	5.7	10.0
	40~49岁	9.0	10.8	6.2	9.5	10.2	13.1	6.6	8.9	7.6	7.5	5.8	9.9
	50~59岁	9.4	11.3	6.0	10.3	11.1	14.2	5.8	11.1	7.7	7.7	6.1	9.7
	60~69岁	10.4	12.9	6.1	11.7	13.1	18.7	5.5	11.2	8.3	6.6	6.5	11.9
	70岁及以上	8.1	9.7	4.3	9.8	11.3	14.0	5.3	12.6	5.5	5.2	3.6	8.2
男性	小计	9.3	10.8	6.4	10.4	10.5	12.9	6.5	10.4	8.2	8.0	6.3	10.4
	40~49岁	8.5	9.3	6.7	9.4	8.9	10.5	7.1	8.1	8.0	7.6	6.3	10.4
	50~59岁	9.4	10.9	6.4	10.5	10.4	12.8	6.4	10.2	8.5	8.6	6.3	10.8
	60~69岁	10.7	12.6	6.8	12.4	13.0	17.0	6.9	12.5	8.9	7.9	6.7	12.3
	70岁及以上	9.6	12.5	5.0	10.4	12.9	16.3	4.2	16.4	6.9	8.2	5.6	6.8
女性	小计	9.1	11.6	5.3	9.9	11.7	16.0	5.6	10.3	6.8	6.0	5.1	9.6
	40~49岁	9.4	12.3	5.7	9.5	11.6	15.9	6.2	9.7	7.3	7.4	5.4	9.4
	50~59岁	9.4	11.7	5.6	10.0	11.9	15.8	5.2	12.1	7.0	6.7	5.9	8.6
	60~69岁	10.1	13.2	5.4	11.0	13.2	20.4	4.2	9.9	7.6	5.1	6.3	11.6
	70岁及以上	6.7	7.4	3.6	9.3	9.8	12.0	6.4	9.0	4.3	2.7	1.8	9.4

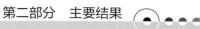

（二）肺功能检查情况

1. 有效样本　肺功能检查部分的有效样本量为 74 591 人，男性 37 055 人，女性 37 536 人；城市 35 403 人，农村 39 188 人；东、中、西地区样本量分别为 26 295 人、22 089 人和 26 207 人。

2. 慢阻肺患者肺功能检查率　2014 年，我国 40 岁及以上慢阻肺患者中肺功能检查率为 5.9%，其中男性为 6.1%，女性为 5.3%，男性略高于女性。男性慢阻肺患者中，70 岁及以上年龄组的肺功能检查率最高为 7.8%，女性慢阻肺患者中，50~59 岁年龄组肺功能检查率最高为 5.7%。

城市地区 40 岁及以上慢阻肺患者肺功能检查率为 8.2%（男性 8.6%、女性 7.3%），农村地区为 4.2%（男性 4.5%、女性 3.4%），城市明显高于农村。这一比例在东、中、西部地区分别为 6.6%、5.3% 和 5.6%。其中，东、中、西部的城市地区分别为 8.4%、6.8% 和 9.0%，农村地区分别为 4.7%、4.4% 和 3.7%。表 2-14。

表 2-14　不同性别、年龄、地区慢阻肺患者肺功能检查率（%）

		合计				城市				农村			
		小计	东部	中部	西部	小计	东部	中部	西部	小计	东部	中部	西部
合计	小计	5.9	6.6	5.3	5.6	8.2	8.4	6.8	9.0	4.2	4.7	4.4	3.7
	40~49 岁	6.2	7.1	5.8	6.0	8.5	8.9	6.8	9.2	4.7	5.3	5.1	4.2
	50~59 岁	5.2	5.8	4.1	5.3	8.0	8.3	6.4	8.8	3.3	3.3	2.7	3.6
	60~69 岁	5.7	6.4	5.5	5.1	7.8	7.9	5.6	9.2	4.1	4.4	5.4	2.9
	70 岁及以上	7.2	8.0	6.5	6.7	9.1	9.1	9.7	8.7	5.6	6.7	4.4	5.4
男性	小计	6.1	7.0	5.2	6.0	8.6	8.9	6.6	9.7	4.5	5.1	4.4	4.0
	40~49 岁	6.7	8.9	6.1	5.7	9.8	12.6	8.2	8.6	4.8	5.9	4.8	4.4
	50~59 岁	5.0	5.0	3.8	5.7	7.5	6.8	5.1	10.4	3.4	3.4	3.1	3.7
	60~69 岁	5.9	6.7	5.5	5.4	8.4	8.8	5.8	9.9	4.1	4.4	5.4	3.0
	70 岁及以上	7.8	9.2	6.0	7.6	9.6	10.0	8.9	9.5	6.6	8.4	4.1	6.6
女性	小计	5.3	5.8	5.6	4.7	7.3	7.4	7.2	7.4	3.4	3.5	4.3	2.8
	40~49 岁	5.2	3.3	5.2	6.5	6.1	2.9	4.0	10.3	4.4	3.8	6.4	3.8
	50~59 岁	5.7	7.7	4.8	4.3	9.1	11.5	8.9	5.8	2.9	3.1	1.9	3.5
	60~69 岁	5.0	5.4	5.3	4.3	6.2	6.0	4.0	7.3	3.9	4.6	5.6	2.5
	70 岁及以上	5.3	5.0	9.0	3.9	8.0	7.3	12.2	6.8	2.4	2.1	5.4	1.3

3. 40 岁及以上居民肺功能检查率　2014 年，我国 40 岁及以上居民肺功能检查率仅为 4.5%，其中男性为 5.6%，女性为 3.3%，不同年龄组居民之间肺功能检查率没有明显差异。

城乡 40 岁及以上居民肺功能检查率分别为 5.8% 和 3.2%，东、中、西部地区分别为 5.3%、3.5% 和 4.2%。见图 2-4。其中，东、中、西部城市地区的居民肺功能检查率分别为 6.7%、4.1% 和 6.1%，农村地区分别为 3.6%、3.1% 和 3.0%。见表 2-15。

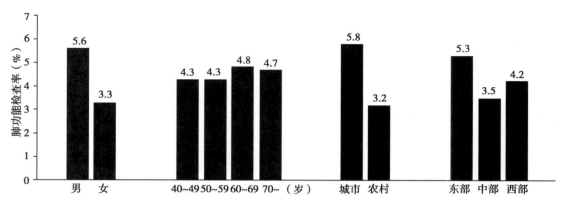

图 2-4　我国 40 岁及以上居民肺功能检查率

表 2-15　不同性别、年龄、地区居民肺功能检查率 (%)

		合计				城市				农村			
		小计	东部	中部	西部	小计	东部	中部	西部	小计	东部	中部	西部
合计	小计	4.5	5.3	3.5	4.2	5.8	6.7	4.1	6.1	3.2	3.6	3.1	3.0
	40~49 岁	4.3	4.8	3.4	4.7	5.1	5.4	3.8	6.3	3.5	3.9	3.1	3.5
	50~59 岁	4.3	5.1	3.5	3.8	5.9	6.9	4.4	5.5	2.9	2.9	2.9	2.8
	60~69 岁	4.8	6.5	3.9	3.4	6.8	8.8	4.7	5.4	3.2	3.9	3.4	2.3
	70 岁及以上	4.7	5.8	3.5	4.5	6.7	7.7	4.2	7.3	3.3	3.8	3.0	2.8
男性	小计	5.6	6.3	4.8	5.5	7.0	7.7	5.5	7.6	4.3	4.6	4.2	4.2
	40~49 岁	5.7	5.6	5.0	6.6	6.3	5.9	5.2	8.6	5.1	5.2	4.9	5.1
	50~59 岁	5.3	6.0	4.6	5.2	7.0	7.7	5.9	7.0	3.8	3.8	3.6	4.0
	60~69 岁	5.6	7.6	4.8	3.8	8.2	10.8	5.6	6.1	3.6	4.1	4.2	2.5
	70 岁及以上	6.0	7.7	4.3	5.2	8.0	9.9	5.5	7.0	4.4	5.4	3.5	4.1
女性	小计	3.3	4.3	2.3	2.8	4.5	5.6	2.7	4.5	2.1	2.6	1.9	1.8
	40~49 岁	2.9	3.9	1.7	2.7	3.8	4.8	2.2	3.8	1.9	2.7	1.3	1.8
	50~59 岁	3.2	4.3	2.4	2.4	4.7	6.1	2.8	4.0	1.9	2.0	2.1	1.4
	60~69 岁	4.0	5.4	3.0	3.0	5.4	6.8	3.8	4.7	2.8	3.7	2.5	2.1
	70 岁及以上	3.6	4.1	2.8	3.8	5.4	5.8	3.0	7.6	2.3	2.4	2.6	1.7

第三部分
主要发现与建议

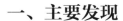

一、主要发现

（一）慢阻肺患病率水平增加，患者气流受限程度严重

1. 我国 40 岁及以上居民慢阻肺患病率为 13.6%，与 10 年前相比增长明显 2014 年，我国 40 岁及以上居民慢阻肺患病率达 13.6%，男性慢阻肺患病率约为女性的 2.3 倍（19.0% vs. 8.1%）。约 1/4 的老年人群患有慢阻肺（60~69 岁 21.2%、70 岁及以上 29.9%），其中男性老年人群的患病率超过了 1/3（60~69 岁 30.4%、70 岁及以上 42.3%）。农村地区居民慢阻肺患病水平高于城市，西部地区高于东部和中部地区。

肺功能检查是慢阻肺诊断的金标准，临床上通常结合危险因素暴露史、临床症状和肺功能检查结果进行慢阻肺诊断。本次监测采用 GOLD 推荐的慢阻肺流行病学定义，该定义是国际上相关流行病学调查通用定义，即支气管舒张试验后肺功能测试一秒用力呼气容积 / 用力肺活量（FEV1/FVC）＜0.7 则确定存在持续的气流受限，诊断为慢阻肺，肺功能检查严格按照美国胸科协会（The American Thoracic Society，ATS）肺功能测试流程与质量控制标准进行。在疾病定义相同的情况下，本次监测结果显示，40 岁及以上人群慢阻肺患病率（13.6%）与 2012—2015 年成人肺部健康研究结果接近，与 2002—2004 年 7 省市慢阻肺流行病学调查结果（8.2%）相比明显增加，增加幅度超过 60%。与十年前相比，男性与女性的慢阻肺患病率增长均超过 50%，而农村地区增长了近 70%，较城市地区增长更快。慢阻肺综合防控工作亟待关注与加强。

2. 超过四成慢阻肺患者气流受限程度为中、重、极重度，慢阻肺患者早期发现及控制环节薄弱 2014 年，我国所有慢阻肺患者中，超过四成患者（43.6%）气流受限程度已处于中、重度阶段（含极重度），其中女性（44.4%）略高于男性（43.3%），高年龄组中、重、极重度比例高于低年龄组。慢阻肺患者气流受限严重程度的分级构成情况在城乡之间略有差异，而中部地区慢阻肺患者的气流受限严重程度较东部和西部地区更重。

慢阻肺患者的气流受限严重程度能够反映慢阻肺的疾病进展情况和患者的健康状态，气流受限严重程度越高，发生急性加重、住院或死亡的风险越大，疾病进展速度越快，用药的效果降低，生活质量差，疾病负担重。据研究报道，中度（GOLD2）、重度（GOLD3）和极重度

(GOLD4)慢阻肺患者在 3 年内发生死亡的概率分别约为 11%、15% 和 24%;约 20% 的中度 (GOLD2)慢阻肺患者频繁发生急性加重,而重度(GOLD3)和极重度(GOLD4)患者发生频繁急性加重的几率更高。本次监测结果显示,我国 40 岁及以上慢阻肺患者中、重、极重度气流受限的比例较高,反映了我国慢阻肺防控工作中慢阻肺早期发现和控制环节非常薄弱,大众缺乏相关认识,社会环境支持不足,各级医疗机构相关意识和能力亟待提高等问题。

(二)慢阻肺相关危险因素普遍流行

1. 我国 40 岁及以上居民吸烟率达 40%,现在吸烟率达 31%,男性吸烟者超过七成且现在吸烟者超过一半,居民烟草烟雾暴露严重 2014 年,我国 40 岁及以上居民吸烟率为 40.0%,现在吸烟率为 31.0%。男性中,吸烟率高达 74.1%,现在吸烟率高达 57.6%。虽然女性吸烟率较低,为 5.4%,但仍有 4.0% 的女性现在吸烟。

吸烟是目前公认的、最重要的慢阻肺致病危险因素,烟草燃烧过程产生的化学物质和细颗粒物是造成慢性支气管炎症和气道阻塞的主要原因。本次监测显示的人群吸烟结果与《全国慢性病及危险因素监测报告(2013)》《2015 全国成人烟草调查报告》中的人群吸烟率接近,反映出吸烟行为在我国人群中的高流行态势。已有的国内外相关研究显示,既往吸烟人群慢阻肺患病水平明显高于正在吸烟人群和非吸烟人群,即使戒烟,该人群的慢阻肺流行率仍然很高。我国居民的烟草烟雾暴露状况严重,从慢阻肺人群防控的角度来看,烟草烟雾暴露对我国人群中慢阻肺发生及流行状况的影响不仅严重而且广泛、持久,烟草控制和避免烟草烟雾暴露是慢阻肺防控领域最应重视的、最重要的干预措施之一。

2. 近 1/2 的 40 岁及以上居民曾经有过一年以上的职业粉尘和(或)有害气体暴露,而其中只有 1/4 的职业暴露人群使用防护设备 2014 年,我国 40 岁及以上居民中,46.3% 在工作中有超过一年的职业粉尘和(或)有害气体接触,这一比例在西部地区则高达 59.0%,在不同性别之间差别较大。仅 26.7% 的职业粉尘和(或)有害气体暴露者在工作中曾经使用防护设备,这一比例在不同性别中基本一致,在西部地区最低。

职业粉尘和(或)有害气体暴露是慢阻肺患病常见的危险因素,其所导致的慢阻肺发生风险通常被低估。欧美发达国家的很多研究表明,职业暴露造成慢阻肺相关呼吸道症状与肺功能损害的数量占所有慢阻肺患者的 10%~20%,而这一比例在职业防护管理欠缺的地区可能会更高。根据 2015 年中国统计年鉴数据,全国城镇单位就业人员中,从事农林牧渔业、采矿业、制造业、电热力燃气水生产与供应、建筑业等行业的就业人员约占 50%,这些行业可能存在职业粉尘和(或)有害气体暴露。尽管本次监测无法对暴露剂量、防护效果、暴露种类等进行精确测量和分类,但是监测数据能够反映出职业暴露人群规模庞大以及职业防护不足的状况。加强职业暴露防护是慢阻肺防控的重要措施。

3. 我国 40 岁及以上居民中,近 1/2 的家庭仍然使用污染燃料进行烹饪,1/3 强的家庭使用污染燃料取暖,家庭污染燃料燃烧造成的室内空气污染问题仍需关注 2014 年监测结果显示,40 岁及以上居民的家庭在烹饪和取暖时使用污染燃料的比例较高,48.8% 的居民家庭烹饪时还在使用污染燃料,36.3% 的居民家庭主要使用污染燃料取暖。烹饪时使用的污染燃料类型主要是生物燃料,约 55.2% 的农村居民家庭烹饪时使用生物燃料,远高于城市 (20.4%)。取暖污染燃料的类型主要是煤,城市和农村居民其家庭主要使用污染燃料取暖的比例分别为 23.3% 和 48.3%。

污染燃料是指生物燃料(木头、动物粪便、木炭、柴草、农作物废料)、煤和煤油燃料等。

家庭使用生物燃料、煤燃料等污染燃料烹饪和取暖，尤其在通风条件差的室内使用生物燃料，增加慢阻肺发生风险。2016 年 WHO 估计中低收入国家大约有 31 亿人仍然使用污染燃料烹饪，每年导致约 430 万人过早死亡，相当于全球死亡的 7.7%，并导致中低收入国家 1/3 的慢阻肺死亡。2014 年 WHO 发布《室内空气质量指南——家庭燃料燃烧执行概要》提出家庭燃料燃烧产生的细颗粒物和一氧化碳在通风和不通风状态下的目标排放率，提出向低排放过渡期间应优先考虑过渡燃料和技术，并强烈建议未处理的煤不应作为家庭燃料使用，不鼓励家庭使用煤油。本次监测结果发现，我国居民家庭使用污染燃料烹饪和取暖的状况仍然非常普遍，特别是在农村地区，半数居民的家庭依然使用煤等污染燃料取暖，使用柴草等生物燃料烹饪，而城市居民家庭使用污染燃料烹饪取暖的问题也不容忽视。因此，在慢阻肺防控工作中，应对家庭使用生物燃料等污染燃料所造成的室内污染问题引起足够重视。

（三）大众对慢阻肺认知不足，人群肺功能检查水平极低

1. 慢阻肺患病知晓率不足 1%，居民的慢阻肺疾病名称知晓率仅 9.2%，大众对慢阻肺的认知程度亟待提高　2014 年，我国 40 岁及以上慢阻肺患者的疾病知晓率仅为 0.9%，无论是男性或女性、城市或农村，还是在东、中、西部地区，这一比例均在 1% 左右。40 岁及以上居民的慢阻肺疾病名称知晓率也仅为 9.2%，城市地区高于农村地区，即使是在东部城市地区，居民的慢阻肺疾病名称知晓率也不足 15%。

尽管慢阻肺是我国居民第 3、第 4 位死亡原因，且患病水平持续上升，但大众对慢阻肺的了解和认识却远远不够。监测结果显示，我国 40 岁及以上人群对慢阻肺的认识程度很低，即便只是疾病名称，人群知晓率也不足 10%；而在慢阻肺患者中，即使有 44% 的患者的气流受限程度已处于中、重度阶段，也仅有极少数的患者（不足 1%）知道自己患有慢阻肺，说明人群中肺功能已经损伤并出现持续气流受限的慢阻肺患者被临床诊断发现的水平极低，绝大多数慢阻肺患者没有得到及时的诊断、干预、治疗。居民慢阻肺认知水平低，一方面反映了整个社会对慢阻肺的认识不足，我国居民普遍缺乏慢阻肺相关知识和防治意识；另一方面也反映了我国医疗卫生机构开展慢阻肺预防、诊断、治疗、控制等的意识、能力和措施严重不足。因此提高慢阻肺患者的疾病知晓率，提高全社会对慢阻肺认知水平，提高大众和医疗机构慢阻肺防治认识，是慢阻肺防控的重要内容。

2. 40 岁及以上居民中肺功能检查率不足 5%，慢阻肺患者的肺功能检查率仅为 6%，我国肺功能检查和慢阻肺诊断能力明显不足，绝大多数慢阻肺患者没有得到诊治　2014 年，我国 40 岁及以上居民肺功能检查率仅为 4.5%，而慢阻肺患者的肺功能检查率也只有 5.9%，均为城市高于农村、东部地区高于中、西部地区。即使在情况较好的东部城市地区，居民的肺功能检查率也仅为 6.7%，而慢阻肺患者的肺功能检查率为 8.4%。

肺功能检查是诊断慢阻肺患者的必要手段，慢性阻塞性肺疾病全球创议（GOLD 2015）推荐在人群中采取积极的发现病例策略，而医护人员应该能在日常诊疗中接触并使用肺功能仪。美国胸科协会（ATS）推荐有慢性咳嗽、咳痰、呼吸困难等症状和（或）有危险因素接触史者应考虑慢阻肺诊断，进行肺功能检查，有危险因素接触史包括烟草烟雾暴露史，家庭烹饪或取暖产生的烟雾暴露史、职业污染物（如职业粉尘、蒸气、烟雾、气体及其他化学物质等）暴露史、反复的下呼吸道感染史、慢性呼吸系统疾病家族史等。在我国 40 岁及以上居民中，13.6% 存在持续性气流受限，40% 正在或曾经吸烟，半数居民家庭还在使用污染型燃料烹饪或采暖，接近 50% 的人群有过职业粉尘和（或）有害气体暴露。这反映出我国慢阻肺及其高

危人群的规模非常庞大,而现有的人群肺功能检查率不足5%,慢阻肺患者的肺功能检查率不足6%,高危人群和患者肺功能检查率极低,说明我国慢阻肺防控工作尚在起步阶段,一、二级预防没有广泛开展,因此,提高40岁及以上居民,特别是慢阻肺高危人群的肺功能检查率,对于提高慢阻肺诊断水平、早期发现慢阻肺并提供预防和规范治疗措施,具有十分重要的现实意义。

二、建议

(一)将慢性呼吸系统疾病防治理念融入各项政策,构建慢性呼吸病综合防控体系,积极推进慢阻肺防治工作

1. 将慢性呼吸系统疾病防治理念融入各项政策 坚持正确的卫生与健康工作方针,以提高人民健康水平为核心,在深化医药卫生体制改革、完善公共文化服务体系、发展教育事业、建设社会医疗保障体系、脱贫攻坚、发展老龄事业和产业、加快生态文明体制改革、建设美丽中国等的相关政策中,融入包括慢性呼吸系统疾病防治在内的慢性病防治理念、策略与措施。

2. 将慢阻肺等慢性呼吸系统疾病作为我国重点防治的慢性病之一,构建综合防控体系,推进各项相关卫生防治政策的制定与落实 以落实《中国防治慢性病中长期规划(2017—2025年)》为重点,以降低70岁以下人群慢阻肺死亡率,提高40岁及以上人群肺功能检查率为目标,构建以各级党政为主导、多部门紧密配合、全社会共同参与的慢性呼吸系统疾病综合防控体系。坚持预防为主、防治结合,倡导健康文明生活方式,以国家医疗卫生体制改革方向为指导,在分级诊疗制度建设、全民医保体系、药品供应保障、卫生人才队伍建设、基本公共卫生服务均等化等方面制定明确的支持政策与措施,推进以慢阻肺防治为主的慢性呼吸系统疾病防治工作。将慢阻肺等慢性呼吸系统疾病防控纳入各地区的慢性病防治规划中。

加大对慢阻肺综合监测、慢阻肺大众健康教育、危险因素控制及患者随访管理等综合干预的支持力度。从政策和资金支持上,确保慢阻肺综合监测工作持续有效地开展,并逐步向全国范围推进;引导开展大众健康教育和健康促进活动,提高大众对慢阻肺等慢性呼吸系统疾病的防控认识;继续推进国家控烟立法,完善并落实职业保护法律法规,促进清洁燃料使用相关政策措施出台,保护环境健康与发展;探索慢阻肺等慢性呼吸系统疾病的综合干预与管理模式,将慢阻肺患者管理纳入基本公共卫生服务范围;加强防治结合的慢阻肺综合监测与防控队伍建设,不断提高各级疾病预防控制机构的监测和防控能力,提高各级医疗机构对慢阻肺诊疗水平,特别是提高基层医疗机构对慢阻肺的筛查与管理水平。

(二)全面加强慢阻肺人群监测,完善慢阻肺综合监测体系

1. 持续开展慢阻肺人群监测,逐步扩大监测范围 2014年慢阻肺监测是我国首次针对慢阻肺开展的全国流行病学调查监测,样本具有全国代表性,其结果为准确掌握我国40岁及以上居民中慢阻肺及其相关因素的流行情况,制定国家慢阻肺防控政策以及评估防控效果提供了科学的基础数据。此次监测也为建立我国慢阻肺综合监测系统以及专业的慢阻肺监测与防控队伍奠定了基础。慢阻肺监测工作的开展意义重大。从2014年慢阻肺监测来看,

监测数据较好地反映了国家整体水平,但对于各省来讲,由于监测点数量少,样本量不够大,监测数据尚不能稳定地反映各省的慢阻肺及其危险因素流行水平,不能满足各省精准防控的需求;另外,慢阻肺监测需要统一的肺功能检查设备与耗材,现场调查难度大,耗时长,肺功能检查质控环节多,监测经费严重不足,需要增加工作经费,才能保证慢阻肺监测工作持续、顺利实施。因此,非常有必要继续加强慢阻肺人群监测,将其作为重大公共卫生项目内容给予长期的政策与资金支持,同时加大资金支持力度。在全人群中定期(每5年)、连续地开展慢阻肺及危险因素监测工作,逐步扩大监测范围,使监测地区具有国家和省代表性,同时,结合国内外相关研究进展,不断完善监测内容,以更有针对性地指导全国和各省开展慢阻肺防控工作。

2. 完善慢阻肺综合监测体系,逐步实施慢阻肺患病、发病及患者随访监测　在2014年慢阻肺监测基础上,探索慢阻肺综合监测模式,逐步开展以人群为基础的慢阻肺患者登记报告,实现慢阻肺发病水平监测;利用基本公共卫生服务平台,在社区开展慢阻肺患者随访管理及其信息监测。完善综合监测评估体系,将慢阻肺患者登记、随访管理等综合监测工作纳入国家慢性病防治示范区建设目标以及地区慢病综合监测目标,并实施考核。同时不断探索新的监测技术与方法,将现场调查监测与信息化数据共享与转换有机结合,不断提高监测效率。

3. 加强监测信息深度挖掘与综合分析,开展监测相关研究　加强相关领域的合作,充分运用大数据等信息技术,对监测数据信息进行深度挖掘与综合分析。以慢阻肺人群监测为基础,深入开展慢阻肺发生、发展、转归以及危险因素综合干预与疾病管理等研究。为制定慢阻肺防治政策与策略提供循证依据。

(三)提高肺功能检查水平,开展慢阻肺综合干预

1. 通过各种途径,不断提高肺功能检查水平　肺功能检查是评价肺功能、诊断慢阻肺的必要方法,也是早期发现慢阻肺、提供个体化评估和干预的必要手段。提高人群肺功能检查率是有效开展慢阻肺防控的关键点。然而,监测数据显示,我国40岁及以上居民肺功能检查率和慢阻肺患者的肺功能检查率都非常低。监测过程中也发现基层医疗卫生机构,特别是乡镇卫生院和社区卫生服务中心几乎没有配备和使用肺功能检查设备开展肺功能检查服务,基层医疗机构的慢阻肺诊断水平极低。因此,必须要采取有效措施,提高人群肺功能检查率。

以国家项目推动慢阻肺防控工作,提高肺功能检查水平。应持续开展并不断扩大国家慢阻肺综合监测工作,支持开展国家高危人群慢阻肺筛查项目,通过项目提高各级政府、基层医疗卫生机构以及大众对肺功能检查、慢阻肺诊治重要性的认识,推动各地区慢性呼吸系统疾病防控的开展。

提高基层医疗机构的慢阻肺诊疗水平,实行高危人群肺功能筛查首诊机制。提高县区级医疗卫生机构以及社区卫生服务中心、乡镇卫生院的慢阻肺诊疗水平,在医疗机构推行慢阻肺高危人群肺功能检查首诊机制,提升医疗机构对慢阻肺早期诊断的水平。加强基层肺功能检查硬件和软件建设,在社区卫生服务中心和乡镇卫生院配备简易的、质优的肺功能检查仪,培养相关专业人员,逐步开展有较好的质量控制的肺功能检查服务和慢阻肺诊疗服务,使肺功能检查在基层普及,逐步实现"像量血压一样测量肺功能"。

在高危人群和职业人群中开展肺功能检查,将肺功能检查项目纳入40岁以上人群常规

体检内容。应结合社区健康教育、居民健康管理,在开展社区慢性病防控健康教育活动、老年人体检、慢性病患者管理的过程中,动员社区慢阻肺高危人群进行肺功能检查。积极开发企业、事业、机关等单位领导,促进各单位将肺功能检查纳入40岁及以上职工健康体检项目中。加强劳动保护,完善相关制度,确保职业暴露人群定期开展肺功能检查等。力争实现《中国防治慢性病中长期规划(2017—2025年)》提出的40岁以上居民肺功能检测率(2020年达到15%,2025年达到25%)目标。

2. 开展慢阻肺综合干预,将慢阻肺患者管理纳入基本公共卫生服务范围 探索慢阻肺综合干预与管理模式,针对大众、慢阻肺高危人群和慢阻肺患者开展有效的综合干预。针对慢阻肺高危人群和患者,开展个性化健康干预。依托公共卫生机构和医疗机构开展戒烟干预服务,鼓励慢阻肺患者和高危人群接种成本效益较好的流感和肺炎疫苗,在职业人群中开展暴露防护与指导,多途径推动高危人群肺功能检查等。

将慢阻肺患者管理纳入基本公共卫生服务范围。通过广泛地在社区开展慢阻肺患者登记与随访管理,了解社区人群慢阻肺患病情况,了解慢阻肺患者的危险因素暴露、疾病状况及急性加重情况,进行患者个体化综合评估,有针对性地提供包括生活方式指导、急性加重预防、药物管理、呼吸康复、心理支持和患者自我管理指导等健康干预措施。降低慢阻肺患者急性加重风险,提高生活质量,减少死亡。将慢阻肺患者管理纳入家庭医生签约服务,积极推进呼吸系统疾病分级诊疗,强化规范诊疗。促进医防结合,探索并开展集预防、风险评估、跟踪随访和干预指导于一体的慢阻肺综合干预与管理服务,实现对慢阻肺全流程的健康管理。

(四)加强基层能力建设,提高医疗卫生体系在慢阻肺防治方面的应对能力

1. 加强基层医疗卫生机构慢性呼吸系统疾病防控能力建设 基层医疗卫生机构是慢阻肺等慢性呼吸系统疾病预防和管理的主要实施者,在大众慢阻肺健康教育、高危人群干预指导和慢阻肺患者规范管理等方面发挥着主要作用。然而,目前我国的慢阻肺防控力度不足,综合防控工作尚在起步阶段;基层医疗机构的慢阻肺诊疗能力和水平亟待提高,普遍存在相关诊疗设备缺乏,专业人员不足,专业人员相关知识不足的现状;大量的慢阻肺患者没有被发现,得不到专业规范的用药、急性加重预防、康复和健康的生活方式指导。随着慢性病综合防控的发展需要,基层医疗机构及专业人员的慢阻肺防治能力亟待提高。

应加强各级疾控机构专业人员的配备,为基层医疗卫生机构配备必需的硬件设施,如基层配备简易肺功能仪,推动慢性呼吸系统疾病防控工作的开展。县区级医疗机构应评估自身条件,合理配置慢性呼吸系统疾病诊治资源。应加强基层医疗卫生机构人员的慢性呼吸系统疾病防控能力建设。定期开展国家、省和地区的专题和综合培训,将慢阻肺防控知识培训纳入各地临床和公共卫生医生规范化培训和年度培训内容。提高各级医疗卫生机构在慢阻肺危险因素、早期发现、诊断治疗、规范管理与康复等方面的健康教育能力。提高其肺功能检查及质量控制的能力。提高基层医疗卫生机构对辖区内慢阻肺患者的预防干预、规范治疗、管理及康复指导的能力。

2. 明确各级医疗卫生机构在慢阻肺综合防控领域的职责和任务 应明确各级疾控机构和医疗机构在慢阻肺人群监测、患者登记与随访管理以及人群综合干预等工作中的职责和任务,明确其对辖区的慢性病预防和基本公共卫生等项目的管理和服务职能。明确医疗机构应承担对辖区内慢性呼吸系统疾病防治的技术指导,配备专业人员,履行公共卫生职

责。基层医疗卫生机构要根据工作实际,提高公共卫生服务能力,满足慢阻肺等慢性呼吸系统疾病防治需求。

(五)广泛开展健康教育与健康促进活动,增强全社会对慢阻肺的认识和关注

开展慢阻肺防治的全民教育,建立健全慢阻肺防控的健康教育体系,普及健康科学知识,教育引导群众树立正确健康观。努力营造人人参与、人人尽力、人人享有的健康教育环境和社会支持氛围。

编制科学实用的慢阻肺防治知识和信息指南,由专业机构向社会发布,让大众掌握更多的慢阻肺流行状况、主要危害、早期表现、危险因素、早期诊断与治疗等知识;鼓励大众主动减少慢阻肺相关危险因素接触,如避免烟草烟雾暴露、减少室内空气污染,避免使用污染燃料,安装通风设备,改进通风技术,采取职业防护措施,进行流感疫苗和肺炎球菌疫苗接种等;出现慢性呼吸系统症状及时就医。提高大众的慢阻肺相关知识水平、防治意识以及对肺功能检查、诊断治疗服务的利用能力和水平。

根据一般人群、高危人群和慢阻肺患者等不同人群特点制定不同的健康教育策略和措施。充分利用主流媒体和新媒体,充分利用公众人物的影响力,开展形式多样的慢阻肺防治健康教育活动。结合慢阻肺人群监测、慢阻肺高危人群筛查、慢阻肺综合干预项目、流感疫苗和肺炎疫苗推进项目等,在慢性病防治示范区、慢阻肺监测地区、慢病防控项目地区开展有针对性的宣传教育。针对职业人群开展慢阻肺防控宣传,提高职业人群肺功能检查水平和职业防护水平,促进职业人群健康。将慢阻肺防治健康教育融入社区活动、基层医疗卫生机构的日常诊疗服务中,促进大众自觉形成健康的行为与生活方式,全面提升全民的慢阻肺防控知识和健康素养。

(六)加强部门间合作,营造防治慢性呼吸系统疾病的社会支持环境

加强与相关部门的合作,促进相关法律法规、政策措施的落实,减少大众慢阻肺危险因素的暴露。

提高清洁能源使用的可及性和可持续性。在低收入地区或依赖生物燃料和煤的农村地区,选择"过渡"技术和燃料,推广减排技术,改进通风技术,采用高效率低污染物的过渡燃料,并加大扶持力度,确保产品不超出贫困家庭的承受能力或给予相应补贴。

与劳动保护部门合作,依据《中华人民共和国职业病防治法》要求企业自觉守法,推动绿色清洁生产,改善作业环境,严格控制尘毒危害,严格控制工作场所中粉尘与有害气体等污染物的暴露,通过技术措施消除或降低污染物,使工作场所环境达到国家法律法规要求。开展职业人群的慢阻肺防控工作,促进企业积极采取工作场所劳动防护措施,加强职业人群的健康检查和评估,不断提高企业职工自我防护意识和行为。与环保部门合作,将慢阻肺等慢性呼吸系统疾病防治相关指标纳入环境与健康监测、调查及风险评估体系,整合资源,共同协作,深入研究分析环境污染对呼吸系统健康的影响,为慢阻肺危险因素暴露的防护提供科学依据。与教育部门合作,开展学校控烟健康教育与健康促进工作,减少儿童青少年吸烟行为,创建无烟环境,保护未成年人远离烟草危害。

参考文献

［1］国务院办公厅.中国防治慢性病中长期规划(2017-2025).http://www.gov.cn/.

［2］Global Initiative for Chronic Obstructive Lung Disease. Global strategy for the diagnosis,management,and prevention of chronic obstructive pulmonary disease(2015)［EB/OL］. http://www.goldcopd.org/.

［3］Global Initiative for Chronic Obstructive Lung Disease. Global strategy for the diagnosis,management,and prevention of chronic obstructive pulmonary disease(2017)［EB/OL］. http://www.goldcopd.org/.

［4］中国疾病预防控制中心慢性非传染性疾病预防控制中心.中国死因监测数据集(2014)［M］.北京:科学普及出版社,2015.

［5］Zhong NS,Wang C,Yao WZ,et al. Prevalence of chronic obstructive pulmonary disease in China:a large, population-based survey. Am J Respir Crit Care Med,2007,176(8):753-760.

［6］国家卫生计生委疾病预防控制局.中国居民营养与慢性病状况报告(2015年)［M］.北京:人民卫生出版社,2016.

［7］中国疾病预防控制中心.中国慢性病及其危险因素监测报告(2013)［M］.北京:军事医学出版社,2016.

［8］杨功焕.2010全球成人烟草调查-中国报告［M］.北京:中国三峡出版社,2011.

［9］中国疾病预防控制中心.2015中国成人烟草调查报告［M］.北京:人民卫生出版社,2016.

［10］WHO.WHO Guidelines for indoor air quality:household fuel combustion(2014).Geneva:World Health Organization.［EB/OL］.http://www.who.int/indoorair/guidelines/hhfc/en/

［11］World Health Organization. Burning Opportunity:Clean Household Energy for Health,Sustainable Development,and Wellbeing of Women and Children(2016).Geneva:World Health Organization.［EB/OL］. http://www.who.int/indoorair/publications/burning-opportunities/en/

［12］李晓燕,胡楠,黄正京,等.2004-2005年中国居民呼吸系统疾病死亡水平及构成［J］.中华预防医学杂志,2010,44(4):298-302.

［13］陈竺.全国第三次死因回顾抽样调查报告(M).北京:中国协和医科大学出版社,2008.

［14］包鹤龄,方利文,王临虹.1990-2014年中国40岁及以上人群慢性阻塞性肺疾病患病率Meta分析［J］.中华流行病学杂志,2016,37(1):119-124.

［15］周玉民,刘升明,吕嘉春,等.中国慢性阻塞性肺疾病患病率调查方法的研究设计［J］.中华流行病学杂志,2006,27(9):814-818.

［16］Buist AS,Vollmer WM,Sullivan SD,et al. The Burden of Obstructive Lung Disease Initiative(BOLD): rationale and design［J］. COPD:J Chron Obstruct Pulmon Dis,2005,2(2):277-283.

［17］de Marco R,Accordini S,Antò JM,et al. Long-term outcomes in mild/moderate chronic obstructive pulmonary disease in the European community respiratory health survey［J］. Am J Respir Crit Care Med,2009,180(10): 956-963.

［18］Comstock GW,Tockman MS,Helsing KJ,et al. Standardized respiratory questionnaires:comparison of the old with the new［J］. Am Rev Respir Dis,1979,119(1):45-53.

［19］Miller MR,Hankinson J,Brusasco V,et al. Standardisation of spirometry［J］. Eur Respir J. 2005,26(2):319-338

［20］中华医学会呼吸病学分会慢性阻塞性肺疾病学组.慢性阻塞性肺疾病诊治指南(2013年修订版)［J］.中华结核和呼吸杂志,2013,36(4):255-264

［21］王辰.呼吸与危重症医学2015-2016,北京:人民卫生出版社,2016.

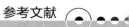

［22］方利文,包鹤龄,王宝华,等.中国居民慢性阻塞性肺疾病监测内容与方法概述[J].中华流行病学杂志,2018,39(5):546-550.

［23］Wang C,Xu J,Yang L,et al. Prevalence and risk factors of chronic obstructive pulmonary disease in China (the China Pulmonary Health［CPH］study):a national cross-sectional study［J］. Lancet. 2018,391(10131): 1706-1717.

［24］Fang L,Gao P,Bao H,et al. Chronic obstructive pulmonary disease in China:a nationwide prevalence study［J］. Lancet Respir Med. 2018,6(6):421-430.

附　录

中国疾病预防控制中心文件

中疾控慢社发〔2014〕397号

中国疾病预防控制中心关于落实中国居民慢性病与营养监测工作相关要求的通知

各省（自治区、直辖市）疾控中心、新疆生产建设兵团疾控中心：

　　根据《国家卫生计生委办公厅关于印发中国居民慢性病与营养监测工作方案（试行）的通知》（国卫办疾控函〔2014〕814号）要求，中国疾病预防控制中心负责成立国家级技术专家组并牵头组建国家级工作组，办公室设在慢病社区处。为把有关要求落实到位，按时保质完成监测任务，现将有关事项通知如下：

一、加强疾控机构监测工作组织管理

为了加强对监测工作的组织和管理，中国疾控中心内部成立中国居民慢性病与营养监测工作领导小组，王宇任组长，梁晓峰任副组长，领导小组办公室主任及各监测专题工作组组长为成员，包括：吴静、王临虹、马冠生、姜垣、周脉耕、马吉祥、赖建强。

领导小组办公室设在中国疾控中心慢病社区处，吴静任办公室主任，办公室工作人员包括：翟屹、司向、王丽敏、方利文、陈晓荣、赵丽云、胡晓琪、王竹、肖琳（名单随工作调整更新）。

根据各项监测任务，成立监测专题工作组，实行专题工作组组长负责制和牵头部门负责制。专题工作组及分工见附件1。

国家级工作组由各监测专题工作组构成。

国家级技术专家组由各监测专题技术专家组构成。

二、进一步明确监测工作职责分工

监测工作领导小组负责全面统筹管理和组织协调，领导小组办公室负责具体落实、日常管理和督办考核。

各监测专题工作组的组长和牵头部门负责联合相关部门并成立监测专题技术专家组，具体组织和完成监测专题任务，包括：制订技术方案和工作手册、进行伦理学审查和统计表备案、组织技术培训、现场督导、国家级实验室检测、质量控制、数据收集和结果分析，完成工作报告，提出政策建议等。

各监测专题技术专家组负责指导调查设计、现场实施、质量控制和数据分析等工作。

国家级工作组和国家级技术专家组按照工作方案总体要求履行职责。

三、制定各监测专题技术方案

根据各项监测任务，我中心组织专家制定了相关技术方案，并征求了地方意见。现印发各地（详见附件2-7），请参照实施。

四、地方疾控机构做好监测工作的具体要求

各省级疾病预防控制中心要争取卫生计生行政部门的支持和相关部门配合，牵头负责组织技术培训、现场督导、质量控制、数据收集和结果分析，对部分样品进行检测，及时完成技术报告并上报中国疾病预防控制中心。

地市级疾病预防控制中心要联合相关专业机构共同开展督导检查和技术支持。

县区级疾病预防控制中心要在卫生计生行政部门的领导和协调下，做好现场调查、部分样品现场检测，数据录入、审核与上报工作。

各省（自治区、直辖市）疾控中心、新疆生产建设兵团疾控中心要高度重视慢性病与营养监测工作，按照工作方案及本文件的要求，由主要领导亲自负责并认真部署，组建并加强工作队伍，明确并细化职责分工，完善工作机制和保障，周密组织实施，确保各项任务落实到位。

附件：1. 中国居民慢性病与营养监测专题工作组及分工

　　　2. 中国成人慢性病与营养监测技术方案（试行）

　　　3. 中国儿童与乳母营养健康监测技术方案（试行）

　　　4. 中国居民慢性阻塞性肺病监测技术方案（试行）

　　　5. 中国居民心脑血管事件报告技术方案（试行）

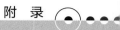

6. 农村义务教育学生营养健康状况监测技术方案（试行）

7. 中国食物成分监测技术方案（试行）

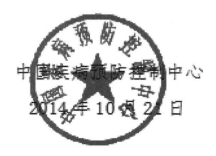

中国疾病预防控制中心

2014 年 10 月 21 日

抄送：国家卫生计生委疾控局、中国疾病预防控制中心控烟办、慢病中心、营养健康所

中国疾病预防控制中心办公室　　　　　　2014 年 10 月 21 日印发

校对人：翟屹

附录二　中国居民慢性阻塞性肺病监测技术方案(试行)

一、背景

慢性阻塞性肺疾病(以下简称慢阻肺),是一类以不完全可逆的气流受限为特征的疾病,气流受限呈进行性发展,多与肺部对有害颗粒及气体的异常炎症反应相关。慢阻肺病情长期牵延,不断加重,不但影响个人身心健康,而且给家庭和社会造成巨大经济损失。据世界卫生组织报道,2002 年,慢阻肺在全球死因顺位中排第 5 位,2007 年,慢阻肺成为全球第 4 位死因疾病,预计到 2030 年,其将成为全球第 3 位死因疾病。在我国,慢阻肺也是居民的主要死亡原因之一。2004—2005 年全国第三次死因回顾调查结果显示,非感染性呼吸系统疾病是我国居民第 3 位死亡原因,其中慢阻肺所占比例高达 81.5%;到 2012 年,全国死因监测数据显示,非感染性呼吸系统疾病仍然是第 3 位死亡原因,而慢阻肺所占比例已经上升到 91.4%。

2002—2003 年一项在我国 7 省市开展的慢阻肺流行病学调查显示,全国 40 岁及以上人群慢阻肺患病率为 8.2%;目前未见其他反映全国人群慢阻肺患病情况和流行趋势的数据发布。尽管在 2004 年、2007 年和 2010 年开展的全国慢性病及危险因素监测中,收集了部分关于慢阻肺患病或症状的信息,由于缺乏肺功能检查数据,很难准确、动态、连续地反映我国慢阻肺患病情况以及相关影响因素的流行和变化趋势。

2014 年,国家将慢阻肺监测纳入中国居民慢性病与营养监测体系,作为中央补助地方公共卫生专项中慢性病防控项目的一项重要内容。慢阻肺监测工作将定期开展,旨在全面掌握慢阻肺及其相关因素在人群中的流行状态及变化趋势,为制定慢阻肺防控策略和措施提供基础数据。为按时保质完成任务,根据国家卫生计生委下发的"中国居民慢性病与营养监测工作方案"以及"财政部、国家卫生计生委关于下达 2014 年公共卫生服务补助资金的通知"的有关要求,特制订本方案。

二、目标

(一) 总目标

建立适合中国国情的慢阻肺监测系统,全面掌握我国 40 岁及以上居民中慢阻肺及其相关因素的流行情况与变化趋势,为国家制定慢阻肺防控政策提供科学依据;同时建立一支业务素质高、技术能力强的慢阻肺监测与防控队伍。

(二) 具体目标

1. 掌握我国城乡、东中西部地区 40 岁及以上人群中慢阻肺的现患率及其分布特点和变化趋势;

2. 掌握我国城乡、东中西部地区 40 岁及以上人群中慢阻肺相关危险因素的分布特点和变化趋势;

3. 为制定慢阻肺预防控制策略和措施提供基础数据,为评估相关卫生政策及防控项目的效果提供基础数据。

三、调查范围

(一) 监测点的确定

将全国范围内的所有区县按照地区(东、中、西部)、城镇化水平(高、低)分为 6 层,以每层区县数量的比例为依据分配监测点数,并在每层的死因监测点中进行随机抽取;尽量保证每个省内至少有 2 个监测点,监测点的位置在省内分布均衡,同时综合考虑各省开展工作的可行性、海拔特点等因素,最终选取 125 个慢阻肺监测点。

(二) 调查对象及抽样方法

1. 调查对象

(1) 纳入标准

调查对象为调查前 12 个月在监测点地区居住 6 个月以上,且年龄大于或等于 40 岁的中国国籍居民。

(2) 排除标准

有以下情况者不作为调查对象:

1) 居住在功能区中的居民,如工棚、军队、学生宿舍、养老院等;

2) 精神疾患或认知障碍(包括痴呆、理解能力障碍、聋哑等);

3) 新近发现和正在治疗的肿瘤;

4) 高位截瘫;

5) 妊娠期或哺乳期女性。

2. 调查对象的确定与抽样方法

抽样按照性别、城镇化水平和东中西部地区共分为 12 层。样本量的计算公式采用 $N=deff\dfrac{u_a^2 p(1-p)}{d^2}$。按照多阶段分层整群抽样的方法,在每个监测点随机抽取 3 个乡镇/街道,每个乡镇/街道随机抽取 2 个村(居委会),每个村(居委会)随机抽取 100 户有 40 岁及以上居民户,每户随机抽取 40 岁及以上居民 1 名进行调查,全国计划调查人数为 75 000 人,各监测点调查户置换率应在 10% 以下。抽样方法见附表 1-1。

附表 1-1　2014 年全国慢阻肺监测调查对象抽样过程

抽样阶段	样本分配	抽样方法
第一阶段	抽取 3 个乡镇/街道	与人口规模成比例的抽样(PPS)
第二阶段	抽取 2 个村/居委会	与人口规模成比例的抽样(PPS)
第三阶段	抽取 1 个村民/居民小组(至少 150 户)	整群随机抽样
第四阶段	抽取 100 个村民/居民户(含 40 岁及以上居民)	简单随机抽样
第五阶段	每个家庭随机抽取 1 人	KISH 表法

四、调查内容与方法

(一) 询问调查

询问调查内容包括家庭情况调查以及个人问卷调查。家庭情况调查内容包括家庭记录、家庭成员登记及相关联系记录,用于抽取调查对象。个人问卷内容包括人口统计学资料、慢阻肺知识知晓情况、个人与家族疾病史、呼吸道症状、呼吸道疾病病例管理、吸烟情况、居住环境、做饭与燃料、职业因素暴露等危险因素,肺功能检查禁忌证以及生活质量评估测试评分(CAT)等。询问调查还包括收集当地空气质量相关指标、医疗机构慢阻肺诊治能力的内容。询问调查由经过统一培训的调查员以面对面询问的方式完成。

(二) 身体测量

身体测量内容包括身高、体重、腰围、血压和心率测量。

身高测量采用最大测量长度为 2.0m、精确度为 0.1cm 的身高坐高计;体重测量采用最大称量为 150kg、精确度为 0.1kg 的电子体重秤;腰围测量采用最大测量长度为 1.5m、精确度为 0.1cm 的腰围尺;血压和心率测量采用电子血压计,血压精确度为 1mmHg。

(三) 肺功能检查

本次监测中的所有调查对象均要接受肺功能检查,以评估调查对象肺功能情况以及是否存在持续性气道阻塞。肺功能检查采用便携的肺功能仪(技术参数与服务需求见附件 1-2),由各监测点在调查现场组织完成,测量指标主要包括一秒用力呼气容积(FEV_1)、六秒用力呼气容积(FEV_6)和用力肺活量(FVC)等。调查对象首先完成基础肺功能测试,然后进行支气管舒张试验,吸入支气管扩张剂沙丁胺醇气雾剂 400μg,15 分钟后重复测定肺功能。对肺功能检查中存在气道阻塞的调查对象($FEV_1/FVC<70\%$)做胸部正位 X 线检查,并完成生活质量评估测试评分(CAT)。

五、现场调查

(一) 调查前准备

1. 现场宣传和动员

各省(自治区、直辖市)和监测点根据当地实际情况,采取多种形式开展宣传动员工作,向居民介绍全国慢阻肺监测的意义和目的;依靠当地政府和基层组织的领导和支持,掌握情况,做好预约,争取调查对象的理解、支持和配合。

2. 人员培训

中国疾病预防控制中心慢性非传染性疾病预防控制中心(以下简称慢病中心)组织国家级师资对省级师资进行培训;各省疾控中心按照国家项目培训方案并结合实际,组织省级师资对监测点参加监测调查工作的所有人员进行培训。各级师资须由经验丰富的疾控中心专业人员、呼吸系统疾病临床医生以及肺功能技师等专业人员组成。所有参加监测调查工作的人员均须经过培训并考核合格后方可参加调查,调查员应具备良好的电脑操作能力。

3. 抽样准备

各省疾控中心负责本省各监测点的抽样工作,慢病中心负责指导与质量控制。各监测点疾控中心应按照要求,收集辖区各阶段抽样所需信息,填写和上报第一至第四阶段的抽样信息至省疾控中心。各省疾控中心完成各阶段抽样并上报慢病中心审核及分配 KISH 表。各监测点疾控中心完成家庭记录表以及第五阶段的抽样。

4. 调查场所

慢阻肺监测采取入户调查和集中调查相结合的方式。家庭记录表和抽取调查对象需要通过入户调查完成。个人问卷、身体测量和肺功能检查需安排在乡镇级或以上医疗机构开展,调查场所应相对集中,包括登记区、询问调查区、身体测量区、血压测量区、肺功能检查区和休息等待区,其中询问调查区、身体测量区、血压测量区和肺功能检查区应在专门的房间进行,以避免互相干扰。

5. 调查相关资料与调查工具

慢病中心负责统一编写《中国慢性阻塞性肺疾病监测(2014)工作手册》《中国慢性阻塞性肺疾病监测(2014)调查表》《中国慢性阻塞性肺疾病监测(2014)抽样工作手册》《中国慢性阻塞性肺疾病监测(2014)肺功能测试操作手册》《中国慢性阻塞性肺疾病监测(2014)数据收集与管理系统操作手册》《中国慢性阻塞性肺疾病监测(2014)培训讲义汇编》等,并提供电子版。以上资料均由各省自行印刷。

慢病中心负责组织开发慢阻肺监测信息收集与管理系统以及电子化问卷,各监测点应采用移动终端(PAD)作为调查工具,建立信息收集工作站,利用信息与网络技术进行现场调查。

慢病中心负责提供监测工作必需的调查工具及相关设备仪器清单以及相应的技术参数和服务需求等;各省疾控中心根据本方案提供的各调查工具及相关设备仪器的相关技术参数和服务需求,负责组织本省各监测点进行调查工具、相关设备仪器及其耗材的招标采购,并保证仪器及耗材的统一性。

6. 编码与编码条

为保证慢阻肺监测所有调查对象信息的可识别性,慢病中心确定统一编码原则,各省疾控中心对监测点、乡镇/街道、行政村/居委会、家庭和调查对象进行统一编码。调查对象的编码条由各省疾控中心根据需要自行印制、采购。

(二)现场调查

1. 现场工作流程

每个监测点应完成 600 人的个人问卷、身体测量、肺功能检查,肺功能异常者需完成胸片检查和生活质量评估测试评分(CAT)表。完成全部调查内容的调查对象比例应在 90%以上。监测工作现场实施分四步进行:

第一步,预约。入户调查家庭主要成员,抽取符合条件的调查对象,预约调查对象参加现场调查和检测,如调查对象暂时无法参加,则预约其他时间进行调查。

第二步,开展现场调查。首先登记并核对调查对象信息,确认为抽样对象,签署知情同意书;然后进行个人问卷询问调查,测量身高、体重、腰围、血压、心率;再进行肺功能检查,调查对象首先完成基础肺功能测试,然后进行支气管舒张试验,吸入支气管扩张剂沙丁胺醇气雾剂 400 微克,在等待区休息 15 分钟后,再重复测定肺功能,对肺功能异常者完成生活质量评估测试评分(CAT),并安排胸部正位 X 线检查;完成上述所有问卷和检查并审核无误后结束现场调查。

第三步,现场调查数据审核与质量控制。在监测点及所在省完成所有资料的整理、审核及质量控制工作。监测点在现场调查当天完成个人问卷、身体测量、肺功能检查数据和报告以及胸部 X 线检查(电子版)的审核与质量控制及信息上传;各省对全部肺功能检查报告进行省级质量控制及质量评级,对胸部正位 X 线检查结果进行省级阅片和记录。国家级质量控制人员将抽取一定比例的问卷、肺功能检查报告及胸部 X 线检查等资料进行质量控制与审核。

第四步,监测点疾控中心组织安排调查当地空气质量指标等其他内容,并按要求上报相关资料。

2. 现场调查人员安排

监测点应按照现场调查任务配备慢阻肺监测各个环节所需要的工作人员,具体应包括协调管理、抽样、入户调查家庭信息并预约调查对象、现场登记核对、询问调查、身体测量、肺功能检查和数据管理等相关人员,同时需安排胸部正位 X 线检查机构和人员。各监测点可根据本地区特点及工作进度安排等进行人员调整。各省应安排专人进行培训、现场督导、肺功能检查报告质量控制与质量评级、X 线检查阅片等。

3. 结果反馈

现场调查结束后 2 周内,以调查村 / 居委会为单位,将身体测量、肺功能检查以及胸部正位 X 线检查结果反馈给调查对象。

六、数据收集与管理

(一) 数据收集

各监测点应用国家项目统一的慢阻肺监测信息收集与管理系统,收集、审核并上传询问调查、身体测量和肺功能检查等数据。各省疾控中心应定期对本省监测点调查的数据进行质量控制,发现问题及时反馈。

监测点应以 PAD 作为询问调查工具,建立信息收集工作站,收集询问调查、身体测量、肺功能检查相关数据,于调查当日完成审核与质量控制,并上传至慢阻肺监测信息收集与管理系统;在肺功能检查当日,将肺功能仪检查数据与报告导出并上传至慢阻肺监测信息收集与管理系统,省级质量评估人员尽快对所有肺功能检查结果进行质量评级并反馈给监测点,发现问题及时纠正;监测点还应定期将肺功能异常者的胸部 X 线检查电子信息上传至慢阻肺监测信息收集与管理系统,或将胶片送至省级质量评估人员,由省级专家阅片并记录结果。

(二) 数据备份

各监测点每天应对收集的数据信息进行本地备份。

(三) 数据反馈

慢病中心将以监测点为单位对慢阻肺监测数据进行数据清理,最后对全国数据进行汇总以备分析,并将清理后的数据库反馈给各省(自治区、直辖市),各省(自治区、直辖市)将数据反馈给各监测点。

七、质量控制

为保证调查数据的可靠性,应从以下几个环节做好质量控制工作。

(一)现场调查前期的质量控制

包括一系列监测技术方案的修订与完善、物资准备、人员培训、抽样、信息收集与管理系统的评估等环节的质量控制措施和指标。

(二)现场调查的质量控制

包括现场调查组织管理、询问调查、身体测量和肺功能检查等环节的质量控制措施和指标。

(三)现场调查结束后的质量控制

包括调查设备维护、数据上传、审核、备份、数据清理和分析等环节的质量控制措施和指标。

八、项目组织实施

(一)各级机构职责

国家卫生计生委疾病预防控制局负责慢阻肺监测工作的总体领导和组织管理与协调,会同有关司局落实中央财政支持的监测资金,定期组织检查、督导和评估。

中国疾控中心牵头成立中国居民慢性病与营养监测项目国家级工作组,中国疾控中心慢病中心牵头组建慢阻肺监测项目国家技术组、专家组,负责制订监测技术方案、调查问卷、工作手册和培训教材等一系列监测技术文件;负责开发慢阻肺监测信息收集与管理系统和电子化问卷,汇总全国调查资料,清理、分析调查数据等;负责对省级师资和县(区)级监测业务负责人进行培训;负责对现场调查提供技术指导和进行质量控制。

北京大学人民医院、北京朝阳医院、北京医院、广州医学院第一附属医院等单位是本次监测工作的国家级技术支持单位,参与讨论、修订与完善监测技术方案、调查问卷、肺功能检查相关技术文件和培训教材;负责对省级师资和县(区)级监测业务负责人提供慢阻肺临床知识、肺功能检测相关知识和技能培训;配合中国疾控中心对现场调查提供相应技术指导和进行质量控制。

各省(自治区、直辖市)卫生计生委或厅(局)负责本省慢阻肺监测工作的领导和组织管理与协调,负责协调落实资金,明确各单位职责、任务与分工,定期组织检查、督导和评估。各省疾控中心牵头成立省级慢阻肺监测工作组和技术专家组,负责协助本省卫生计生行政部门,根据国家慢阻肺监测技术方案制订本省慢阻肺监测实施方案,组织实施本辖区内的慢阻肺监测工作;负责抽样、省级培训、现场技术指导、督导与质量控制;负责指导监测点数据管理和备份,并及时上报慢阻肺监测项目国家技术组。各省可选定几家三级及以上综合医院或专科医院作为本省慢阻肺监测工作的技术支持单位,负责省级肺功能培训、现场技术指导、应急处置指导、质量控制等。省级慢阻肺监测技术专家组主要由经验丰富的省疾控中心慢病防控专业人员、三级及以上综合医院或专科医院的呼吸系统疾病临床医生、肺功能检查技师及放射科医生组成。各地市级疾控中心负责开展辖区内慢阻肺监测工作的技术指导、质量控制等工作。

县(区)级卫生计生行政部门负责组织实施、协调、管理本县(区)监测工作,以县(区)级疾控中心为主体的调查工作队,负责组织开展本县(区)各项调查工作,负责数据采集、审核、上报等工作;各监测点综合医院或专科医院全程参与慢阻肺监测工作,指定呼吸系统疾病临床医生和肺功能检查技师参与肺功能检查和质量控制工作,并完成肺功能异常者的胸部 X 线检查、应急处置等工作。

(二) 技术保障

慢阻肺监测项目国家项目技术组负责对系列慢阻肺监测技术方案、调查问卷以及身体测量和肺功能检查方法等进行修订与论证,开展现场预试验,保证调查方案整体的科学性和可操作性;省、地(市)级疾控中心对辖区内监测点项目的实施进行技术指导。为保证工作的顺利实施,国家级、省级和县区级设立的"慢阻肺监测项目技术专家组",负责技术咨询、指导和质量控制等工作。

(三) 经费与物资

根据"财政部、国家卫生计生委关于下达 2014 年公共卫生服务补助资金的通知"的有关要求,国家安排全国慢阻肺监测项目经费通过中央转移支付方式用于支持各省和监测点开展现场工作。

慢病中心统一提供各类工作手册、慢阻肺监测信息收集与管理系统和电子化调查表;统一提供调查使用的询问调查工具 PAD、信息收集工作站的终端笔记本电脑和路由器、身高坐高计、电子体重秤、电子血压计、便携式肺功能仪及定标筒、咬口、细菌过滤器、储雾罐、温湿度压力计、计时器、沙丁胺醇支气管扩张剂等设备及相关耗材的技术参数与服务需求。各省应按监测技术方案以及国家级培训中统一要求的标准和技术参数与服务需求,自行采购调查工具 PAD、信息收集工作站的终端笔记本电脑和路由器、身高坐高计、体重仪、电子血压计、便携式肺功能仪以及定标筒、咬口、过滤器、储雾罐、温湿度压力计、计时器、沙丁胺醇支气管扩张剂等相应设备与耗材,并印刷工作手册等系列技术文件和其他材料。

(四) 项目督导与评估

各级卫生计生行政部门制订督导和评估方案并组织现场督导检查,对项目的管理、资金运转、实施情况、质量控制及效果进行督导和评估,发现问题及时协调解决,保证此项工作顺利、如期完成。

慢阻肺监测项目国家技术组将对各省第一个启动现场调查工作的监测点进行技术指导和质量控制,本省其他监测点应派人到现场观摩。项目国家技术组对其余监测点的现场工作进行随机抽查和督导。省级慢阻肺监测项目工作组应对本省所有监测点的现场工作进行督导和质量控制。

九、工作时间和进度安排

2014 年 4~9 月,方案制订及预调查;

2014 年 9~11 月,人员培训;

2014 年 10~11 月,现场调查工具、设备、耗材等物资准备,抽样准备;

2014 年 11 月 ~2016 年 1 月,现场调查、数据上传及验收;

2016 年 2~6 月,数据汇总、清理、分析及报告撰写。

附录三 中国居民慢性阻塞性肺病监测（2014）监测点名单

序号	监测点代码	省	地级市	慢阻肺监测点
1	110108	北京市	市辖区	海淀区
2	110115	北京市	县	大兴区
3	120103	天津市	市辖区	河西区
4	120114	天津市	市辖区	武清区
5	130181	河北省	石家庄市	辛集市
6	130523	河北省	邢台市	内丘县
7	130604	河北省	保定市	南市区
8	130802	河北省	承德市	双桥区
9	130902	河北省	沧州市	新华区
10	140121	山西省	太原市	清徐县
11	140224	山西省	大同市	灵丘县
12	140981	山西省	忻州市	原平市
13	141081	山西省	临汾市	侯马市
14	150525	内蒙古自治区	通辽市	奈曼旗
15	150781	内蒙古自治区	呼伦贝尔市	满洲里市
16	150926	内蒙古自治区	乌兰察布市	察哈尔右翼前旗
17	152921	内蒙古自治区	阿拉善盟	阿拉善左旗
18	210181	辽宁省	沈阳市	新民市
19	210504	辽宁省	本溪市	明山区
20	210681	辽宁省	丹东市	东港市
21	210902	辽宁省	阜新市	海州区
22	220303	吉林省	四平市	铁东区
23	220621	吉林省	白山市	抚松县
24	222405	吉林省	延边朝鲜族自治州	龙井市
25	230123	黑龙江省	哈尔滨市	依兰县
26	230221	黑龙江省	齐齐哈尔	龙江县
27	230382	黑龙江省	鸡西市	密山市
28	230702	黑龙江省	伊春市	伊春区
29	231283	黑龙江省	绥化市	海伦市
30	232701	黑龙江省	大兴安岭	加格达奇

续表

序号	监测点代码	省	地级市	慢阻肺监测点
31	310108	上海市	市辖区	闸北区
32	310113	上海市	市辖区	宝山区
33	320114	江苏省	南京市	雨花台区
34	320281	江苏省	无锡市	江阴市
35	320481	江苏省	常州市	溧阳市
36	320705	江苏省	连云港市	新浦区
37	320803	江苏省	淮安市	淮安区
38	321182	江苏省	镇江市	扬中市
39	330122	浙江省	杭州市	桐庐县
40	330324	浙江省	温州市	永嘉县
41	330683	浙江省	绍兴市	嵊州市
42	330803	浙江省	衢州市	衢江区
43	331126	浙江省	丽水市	庆元县
44	340122	安徽省	合肥市	肥东县
45	340207	安徽省	芜湖市	鸠江区
46	340406	安徽省	淮南市	潘集区
47	340621	安徽省	淮北市	濉溪县
48	341003	安徽省	黄山市	黄山区
49	350103	福建省	福州市	台江区
50	350424	福建省	三明市	宁化县
51	350623	福建省	漳州市	漳浦县
52	350783	福建省	南平市	建瓯市
53	360123	江西省	南昌市	安义县
54	360322	江西省	萍乡市	上栗县
55	360428	江西省	九江市	都昌县
56	360925	江西省	宜春市	靖安县
57	370305	山东省	淄博市	临淄区
58	370683	山东省	烟台市	莱州市
59	370783	山东省	潍坊市	寿光市
60	371323	山东省	临沂市	沂水县
61	371421	山东省	德州市	陵县
62	371727	山东省	菏泽市	定陶县
63	410182	河南省	郑州市	荥阳市
64	410522	河南省	安阳市	安阳县

序号	监测点代码	省	地级市	慢阻肺监测点
65	410781	河南省	新乡市	卫辉市
66	411322	河南省	南阳市	方城县
67	411627	河南省	周口市	太康县
68	419001	河南省	济源市	济源市
69	420981	湖北省	孝感市	应城市
70	421022	湖北省	荆州市	公安县
71	421221	湖北省	咸宁市	嘉鱼县
72	421321	湖北省	随州市	随县
73	430302	湖南省	湘潭市	雨湖区
74	430723	湖南省	常德市	澧县
75	430923	湖南省	益阳市	安化县
76	431025	湖南省	郴州市	临武县
77	431226	湖南省	怀化市	麻阳苗族自治县
78	440113	广东省	广州市	番禺区
79	440229	广东省	韶关市	翁源县
80	440403	广东省	珠海市	斗门区
81	440781	广东省	江门市	台山市
82	441881	广东省	清远市	英德市
83	445381	广东省	云浮市	罗定市
84	450223	广西壮族自治区	柳州市	鹿寨县
85	450423	广西壮族自治区	梧州市	蒙山县
86	450603	广西壮族自治区	防城港市	防城区
87	450921	广西壮族自治区	玉林市	容县
88	451381	广西壮族自治区	来宾市	合山市
89	469001	海南省	省直辖县级行政区划	五指山市
90	469002	海南省	省直辖县级行政区划	琼海市
91	500103	重庆市	市辖区	渝中区
92	500116	重庆市	市辖区	江津区
93	500230	重庆市	县	丰都县
94	510122	四川省	成都市	双流县
95	510322	四川省	自贡市	富顺县
96	510521	四川省	泸州市	泸县
97	510723	四川省	绵阳市	盐亭县
98	511002	四川省	内江市	市中区

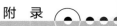

续表

序号	监测点代码	省	地级市	慢阻肺监测点
99	512022	四川省	资阳市	乐至县
100	520330	贵州省	遵义市	习水县
101	520521	贵州省	毕节市	大方县
102	522702	贵州省	黔南布依族苗族自治州	福泉市
103	522730	贵州省	黔南布依族苗族自治州	龙里县
104	530523	云南省	保山市	龙陵县
105	530802	云南省	普洱市	思茅区
106	532326	云南省	楚雄彝族自治州	大姚县
107	533102	云南省	德宏傣族景颇族自治州	瑞丽市
108	533122	云南省	德宏傣族景颇族自治州	梁河县
109	542421	西藏自治区	那曲地区	那曲县
110	542621	西藏自治区	林芝地区	林芝县
111	610115	陕西省	西安市	临潼区
112	610304	陕西省	宝鸡市	陈仓区
113	610582	陕西省	渭南市	华阴市
114	620982	甘肃省	酒泉市	敦煌市
115	621025	甘肃省	庆阳市	正宁县
116	621221	甘肃省	陇南市	成县
117	630103	青海省	西宁市	城中区
118	630225	青海省	海东市	循化撒拉族自治县
119	632523	青海省	海南藏族自治州	贵德县
120	640121	宁夏回族自治区	银川市	永宁县
121	640302	宁夏回族自治区	吴忠市	利通区
122	640324	宁夏回族自治区	吴忠市	同心县
123	652801	新疆维吾尔自治区	巴音郭楞蒙古自治州	库尔勒市
124	654028	新疆维吾尔自治区	伊犁哈萨克自治州	尼勒克县
125	654324	新疆维吾尔自治区	阿勒泰地区	哈巴河县

附录四 中国居民慢性阻塞性肺疾病监测(2014)样本年龄构成与 2010 年全国第六次人口普查人口构成对比

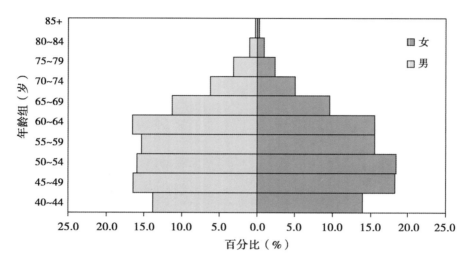

附录图 4-1 中国居民慢性阻塞性肺疾病监测(2014)样本年龄构成

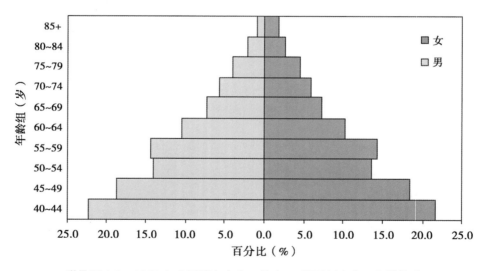

附录图 4-2 2010 年全国第六次人口普查 40 岁及以上人口年龄构成

附录五　中国居民慢性阻塞性肺疾病监测(2014)国家项目专家组名单(第一批)

陈亚红　　北京大学第三医院

方利文　　中国疾病预防控制中心慢病中心

高　怡　　广州医学院附属第一医院、广州呼吸疾病研究所

高占成　　北京大学人民医院

郭岩斐　　北京医院

黄克武　　北京朝阳医院

李　辉　　北京协和医学院

梁斌苗　　四川大学华西医院

刘辉国　　华中科技大学同济医学院附属同济医院

逯　勇　　北京朝阳医院

阙呈立　　北京大学第一医院

孙铁英　　北京医院

王　辰　　北京中日友好医院

王临虹　　中国疾病预防控制中心慢病中心

王若涛　　中国疾病预防控制中心

文富强　　四川大学华西医院

杨　岚　　西安交通大学医学院第一附属医院

杨　汀　　北京中日友好医院

姚婉贞　　北京大学第三医院

于石成　　中国疾病预防控制中心流病办

张旭华　　宁夏医科大学附属医院

郑劲平　　广州医学院附属第一医院、广州呼吸疾病研究所

周脉耕　　中国疾病预防控制中心慢病中心

注:以姓氏拼音排序

附录六　西藏自治区居民慢性阻塞性肺疾病监测（2014）国家技术支持专家组名单

王临虹	中国疾病预防控制中心慢病中心
方利文	中国疾病预防控制中心慢病中心
逯　勇	北京朝阳医院
高　怡	广州呼吸疾病研究所
梁斌苗	四川大学华西医院
陈燕文	北京大学人民医院
王宝华	中国疾病预防控制中心慢病中心
包鹤龄	中国疾病预防控制中心慢病中心

附录七　中国居民慢性阻塞性肺疾病监测（2014）国家项目技术组名单

王临虹	中国疾病预防控制中心慢病中心
方利文	中国疾病预防控制中心慢病中心
王宝华	中国疾病预防控制中心慢病中心
冯雅靖	中国疾病预防控制中心慢病中心
王　宁	中国疾病预防控制中心慢病中心
包鹤龄	中国疾病预防控制中心慢病中心
丛　舒	中国疾病预防控制中心慢病中心
樊　静	中国疾病预防控制中心慢病中心

附录八 中国居民慢性阻塞性肺疾病监测（2014）各省和监测点工作人员名单

北 京 市

北京市

隗瑛琦 李 航 董 晶 董 忠

海淀区

何玲钧 于 爽 吉白云 方剑锐 刘 嘉 张晓君 刘 超 张明月 李 岩
张淑蕊

大兴区

王宏宇 刘滨畅 赵 莹 蒋 辉 王胤喜 李秀合 王继荣 绍继平 祁连勇
高 燕 王世凯 刘 燕 吕亚飞

天 津 市

天津市

顾 清 江国虹 宋桂德 王德征 徐忠良 张 辉 张 颖 沈成凤

河西区

王 滨 郑鸿庆 王 淼 曹明丽 张黎波 王 玉 高 菲 冯东娟 段雪旭
张荣慧 李慧平 刘秀娟 司马星光 胡卫华 王子珺 王素琴 王 悦 潘竹倩
张子旭 张秋静 周建荣 秦嘉娜 张继琨 刘 颖 王爱香 彭秋桐 屈 静
王 妍 张 乾 张熙远 王光琴

武清区

赵庆龙 杨建新 崔玉双 赵 静 乞英俊 李永亮 肖永刚 毕红尧 李国通
王雅静 丁 晖 于 洋 胡凤桂 黄 伟 白秀艳 王 洁 杨建雅 李 凯
高 峰 钟学利

河 北 省

河北省

朱俊卿 张敬一 史卫卫 刘玉环 张 帆 高金钗 韩晓雯 李燕人 韩书芝
陈英敏

保定市南市区（现为莲池区）

侯 烨 马继飞 孙 明 刘玉荣 张 利 安 丽 李 飞 陈小明 林 璞
王 燕 张立卫 杨莉洁 麻晓静 和丽娜 伊赞霞 李 然 姜 屏 欧阳云卿

孙　丽　葛燕茹　勾清江　冉　旭　商　巍　丁玮琳　何　静　杨琳琳　魏　紫
尹　睿　王立立　袁洪泽　王　璐　李　林

石家庄市辛集市

耿　丽　田秋菊　孙　寒　杨若楠　王永佳　万　青　王　卿　刘朝帅　王军帅
冯　茶

邢台市内丘县

董德进　马莹莹　石胜民　李文通　邢彦山　龙　云　范新方　李顺清　张　亮
王凤菊

承德市双桥区

刘凯文　王天星　李广鲲　王明慧　佟晓伟　葛　新　张秀静　刘　丽　彭媛媛
平　萍　史立新　陈　芳　刘小芳　江志明　王玉霞　孙庆祯　陈　平　李玉华
袁淑清　张　磊

沧州市新华区

杨希晨　鲁文慧　魏　明　邱秀珺　李文娟　李秋影　孙媛媛　许秀丽　张立祥
季若愚　于新英　提会芹　王　晨　李姝杰　于红霞　苏　欣　杨　磊　胡福军
王贝贝　回艳书　陈　曦　穆国荣

山　西　省

山西省

柴志凯　任泽萍　何玉玲　成孟瑜　王锐英　李　晶　李婷婷　郭东强

太原市清徐县

侯改花　贾小梅　王二勇　焦小红　王尚颖　陈　琼　赵学芳　郭小雪

忻州市原平市

王新华　张丽琴　赵春燕　赵治田　赵贵年　李丽萍　徐　华　王国平　刘晨丽
刘永青　李素琴　孙永伟　刘金莲　李彦青

临汾市侯马市

刘茂生　唐　昕　马　丽　陈雪军　乔维娜　李福梅　董会红　尹玉兰　程晓辉
王雪枝　甄雅萍　杨永红

大同市灵丘县

石恒兴　刘　涛　刘志忠　孙启瑞　高　峰　宋雁宾

内蒙古自治区

内蒙古自治区

王文瑞　杜宝彪　钱永刚　惠春霞　陈文婕　席云峰　徐驷红　李晓东　乔丽颖

呼伦贝尔市满洲里市

王洪全　王占军　王博智　刘　伟　徐　磊　于家莲　闫　巍

阿拉善盟阿拉善左旗

吕　锐　滕世友　王洪海　曹向东　王海霞　王新荣　李　伟　文斯琴高娃

王阿娟　王玉荣　魏　霞　王国峰　高全洪

通辽市奈曼旗

林　哲　赵　丽　王凌飞　刘永立　苑宏伟　梁　布　朝　鲁　王凤龙　王存亮
于　勇　赵国民　田　军　胡海明　王占国　于　海

乌兰察布察哈尔右翼前旗

李　琪　王贵珍　刘　美　张十方　高丽芳　朱瑞花　孙　波　贾少宇　白廷杰
卢　洁　陈　武　乔　峰　张文琴　高秀琴　张　晓　贺占国　康永平　邢培君
孙玉娥　郭雪琴

辽　宁　省

辽宁省

于连政　吴　明　尚德高　叶茜雯　佟　爽　陈争雄

沈阳市新民市

史弘军　姚德平　赵希权　赵晓军　陈　枫　程　旭　王硕鹏　秦树新　张　宁

本溪市明山区

吴茂全　高天胜　程　蕾　石　岩　李　昱　赵淑颖　房　坤　富　瑜　李云娜
代利巍　吕　顺　王　娜　王　旭　王欣颖　丁　源

丹东市东港市

褚发军　闫　霞　李晓黎　张永志　栾凤娇　曹晓琳　徐贵刚　于晓华　由胜权
杨玉民　潘丽筠　黄晓宇　赵　军　杜国强　李春红

阜新市海州区

张　勇　孟冬梅　翟　江　王立阳　朱金伟　陈　玲　孙跃萍　宋雪静

吉　林　省

吉林省

刘建伟　朱颖俐　丁　冬　毛　翘　张晶波　范吉祥

四平市铁东区

张兴平　谭　丽　张秀莉　张　瑶　初丽敏　韩忠东　罗海龙　刘旭光　张　鼎
孙　悦　姚舜禹　郭　爽　张春艳　孙　莹　李淑艳　韩远卓　穆文庆　冯　静
陈立伟　宿桂琴　孙铁公　周凤慧　张立平　杜　宇　马锡红

白山市抚松县

柳耀远　崔兆钢　穆德营　陈祥梅　巩福春　鞠绍峰　宁虹晨　张兴延　郭子清
张　娟　孟岩峰　刘向阳　赵月鹏　王吉玉　王　焕　庞晓明　王永波

延边朝鲜族自治州龙井市

李山玉　罗艳丽　姜海淑　李慧瑛　粟　宇　宋婷婷　姜京兰　金香梅　尹玉梅
郑今子　鞠亚奇

黑 龙 江 省

黑龙江省

姜 戈　靳 林　赵英男　周 雪　何伟丽　张一梅　车春丽　王 敏

哈尔滨市依兰县

郎继辉　张 波　成晓佳　于雅杰　朱秀华　袁丽晶　刘 岩　李 妍　韩 双
魏 磊　张春勇　兰 莉　赵 娜

鸡西市密山市

高国强　李云森　付玉廷　刘吉国　丁 宁　李 春　吕 函　白元明　都雪雁
宫 玉　李延喜　闫 明　徐海峰　徐 涛　郭 锐　孙宁一　李 众

齐齐哈尔市龙江县

宋 颖　高国景　何艳敏　崔文华　王 鑫　薛德江　李海林　周 勇　祁海平
刘海涛　蔡晓明　杨福才　高 铁　郝凤来

伊春市伊春区

徐长发　胡光辰　张俭秋　任桂芝　姚 野　李 莉　于春红　崔丽华　韩艳秋
王 妍　梁继军　张伊娜　关 锐　胡晓辉　李立群　王雪峰　王晓玲

大兴安岭加格达奇

李立波　米广莲　黎天娇　王 生　于海英　赵 丽　王 艳　姜昱含　赵艳丽
于伟军　徐 卉　张友良　杜 刚　孙 策　孟凡华　魏宏宇　郑殿东

绥化市海伦市

杨文彬　黄永刚　辛志革　沈成文　吴秋菊　白雪峰　孙玥伟　曹秀丽　戴冬梅
刘 艳　邢长征　刘旭光　孟仲秋　张 君　张满玲　王 静　陈思伟

上 海 市

上海市

施 燕　徐继英　宋元林　李 丽　王鞾旻　陆殷昊　齐 健

闸北区

王志泉　李 哲　熊建菁　黄 瑾　方嘉列　权 力　任东升　严一鸣　张国慧
徐秋霞　沈 怡　万秋萍　张沈英　宋潇斐　丁惠琴　孙 嵘　施晓中　朱森蕾
邱依敏　李文杰　胡佳利　郭 娜　赵燕虹　杨育红　王 瑾　陈海华　徐惠芳
苏 艳　季晓颖　赵开栋　陈小英　沈 群　施雪英　陈 颖　王令赛　王飞岭
刘丽萍　陆 炜　徐 祎　徐 颖　杨芬红　李 雁　王 静　胡海芳　刘海英
林伟军　潘祝敏　陈 倩　梁志薇　盛建华　罗珺璟　韩 艳　吴伟萍　郑晓烂
曹鸳妍　陆胡荣　苗 苗　卫秀玉　刘叶菁　施渝姣　卞志芸

宝山区

李明珠　刘世友　薛俊磊　吴 萃　朱吉伟　高金丽　胡利娟　周 晨　徐惠琴
符 钊　卞蓉民　陈 江　尚 鸿

江 苏 省

江苏省

武 鸣　周金意　陶 然　苏 健　罗鹏飞　韩仁强　吕淑荣　覃 玉　杜文聪
刘剑南　陆 甘　洪 忻　董美华　姚杏娟　潘恩春　董建梅　缪春华

连云港市新浦区（现为海州区）

仲凤霞　陆玉琴　邱文娟　邓鑫鑫　薄 芸　周梦颖　胡伟静　刘 霞　汪春玲
李春花　谢 娟　姜增蕾　张永康　魏居莉　陈素友

淮安市淮安区

张 旭　苏 明　张国英　邵 巍　尹 平　缪彩云　任苏敏　邰 昊　韩静雅
徐 会　卢祥林　杨 佐　吉洪日　朱 霞　孙慧敏　李雪诚　李 宁　邵文昊

常州市溧阳市

周 亮　刘建平　曹 磊　孙 刚　史亦春　陈 瑜　滕 波　冯海燕　臧洪杰
周彩琴　钱益勤　戴 燕　赵 佳　史海霞　徐 梁

南京市雨花台区

徐翠林　曹 慧　谷慧莹　李美玲　王红岩　赵 丽　王永刚　冯亚楠　张秦琴
尹 倩　张启智　高春霞　梅 凯　梁星星　景 雯　何 舟　刘 静　张立龙
包 磊　陈思平　卞晓琴　汪菊花　郎昆昇

无锡市江阴市

赵荣兴　洪 淇　朱爱萍　潘少聪　李 莹　李 瑞　王敏洁　尤诚成　俞 立
夏俊松　周玉君　邱 洁　徐 行　汪祖清　黄 芳　卞菊英　孙 燕　郑惠娟
居春花　翟德松　耿科峰　计蒙霞　王 伟　陈 芳　张新华　陈惠君　顾科健

镇江市扬中市

朱冠华　王毓斌　张庆东　柏 林　仝海员　黄加东　孙丽萍　缪海川　黄晓群
何 伟　崔春芳　石 慧　吴彩虹　李冬青　陆 静　李 军　周 纯　高礼政
杨 云　常素梅　奚松林　黄厚廷　倪文华　潘 萍　何永喜　朱国峰　严 峰
朱纪文　温德勤　季成娣　陈晓燕　印月红　蒋长娥　朱林海

浙 江 省

浙江省

胡如英　赵 鸣　陈向宇　许先荣

温州市永嘉县

陈胜则　李文文　郑 沛　朱俊志　陈勇柱　卢友青　徐 淮　徐强星　徐瑶瑶
李斌斌

杭州市桐庐县

傅明芬　吴涛涛　俞志球　沈洁琳　孙力锋　李 峰　虞钰飞　王燕云　陈 薇
叶向会　任伟香　杨小花　程方洁　徐 瑞　陈丽燕　钟慧婷　王正宇　赵家望
蓝洪良　金小燕　蒋燕尔　赵亚萍　李 翠　叶 琴　周 冉

绍兴市嵊州市

王红霓　王　勇　翁丽霞　陈　莉　张　颂　施钧燕　黄秋萍　史红军　邢俊霞
李小芳　林春霞　张　钢　过艳芳　晏茶生　支英杰　钱　晶　张　琦

衢州市衢江区

李岩林　赵瑞芳　宋　静　夏逸飞　吕　江　陈　雷　赖攀攀　袁仔仁　陈　颖
盛佳燕　李方美　吕春燕　林龚龙　张克诚　章海宇　邵慧洲　杨雪红　林聪聪
徐国英

丽水市庆元县

朱冬林　黄良明　钟丽琴　杨　鹤　兰汉森　吴向红　夏伟飞　吴晓慧　吴春花
胡小清　毛金培　钟　玲　蔡芳芳　管克强　吴芳芳　李　红

安　徽　省

安徽省

刘志荣　陈叶纪　查震球　徐　伟　高　锟　王学中　范民俊　戴　丹　吴庆生

合肥市肥东县

谈其干　张全寿　任　波　徐　旭　柯婧婧　陈海涛　孙　峰

淮北市濉溪县

贾　林　周鹏程　朱　英　赵　龙　徐凤强　肖桂林　郭全超　张秀敏　李　峰
周德亮　李月侠　马万友　吕小林　黄少杰　张　勇

淮南市潘集区

刘传佳　卜江龙　孙海防　姚　媛　杨　峰　王莹莹　周鸿斌　胡庆鸳　关　敏
刘永涛　尹可能　刘　朗　姚传磊

黄山市黄山区

程　蓉　刘四喜　周　云　洪富春　孙　斌　陈　磊　吴健敏　李　雯　陈玲玲
吴迎春　江爱武　程雪峰　方劲生　谢红芬　刘　磊　郑瑞丰

芜湖市鸠江区

王良平　杨　江　胡宗祥　薛文娟　周奇奇　吴艳华　王秀丽　张　磊　沈　莹
许卫珍　徐光亚　吕金伟

福　建　省

福建省

林圣魁　缪剑影　李文燕　翁　铖　侯垟洋　严延生　郑奎城　陈愉生　林曙光
钟文玲　林　明　陈铁晖　叶　莺　胡祥炬　林修全　陈婧瑜　章叶发　朱　瑶
杨　泽　余晓杰　林桂阳　蔡瑞萍　郑理禄

福州市台江区

李　红　刘必端　郑婉辉　曹祥玉　胡建文　林海燕　朱　瑜　林小花　郑韦肖
杨　键　邱　泽　张奕迅　肖蕾蕾　林　艳　肖丽丽　陈弗因　郭秋莲　王晶琰
朱　萍　杨　林　赵少群　高　云　林　彬　李碧霞　林晓卿　赵丹颖　张　晓

林　瑜　何凤娇　刘晨颖　林建萍　胡惠颖　魏梅龙　官艳红　王明霞　李曦翔
俞　莉　潘日双　张　洁　曾惠羡　齐倩影　腾翠芳　郭晓佳　林剑津

南平市建瓯市

张芝平　张　辉　陆　璐　黄健新　裴振义　熊　健　叶晓平　陈丽彩　魏桂华
吕　航　徐肖健　张明荣　丁福平　徐忠健　黄　威　刘美红　陈仙富　杨礼春
范达和　陆木英　张泽鹏　陈发富　陈　玮　严晓华　江大春　范锦文　甘　辉
陈　艳　陈水生　陈金弟　刘干伟　詹小燕

三明市宁化县

杨秀玉　桂生苟　陈知琨　赖群钊　范盛郁　夏晨阳　张望日　曾显浩　龙新明
黄　丹　许军飞　张　潮　邓雪刚　邓　森　张标稳　伊世瑶　夏福平　康大胜
刘　健　李光华

漳州市漳浦县

张添林　陈秋怀　汤雯婷　张坤团　林龙汉　何艳丽　李　幸　黄建隆　蓝　岚
黄丽惠　俞玉珍　江艺宏　谢志福　杨燕超　郑春梅　陈仕元　杨清艺　林东方
林志聪　王因惠　陈保辉　林二海　陈辉文　郑添顺　林建池　林添钉　郑祝融
何小平　王淑娜　何鹏聪　赵俊森　赵建德

江 西 省

江西省

颜　玮　陈轶英　刘乾中　李春蕾　朱丽萍　吉　路　刘　杰　徐　艳

南昌市安义县

邓远平　袁训新　凌　洁　吴　竹　刘　靖　杨昌林　夏金连　吴亚云　熊琳郦
周奕辉　王林根　骆　忆　骆子华

九江市都昌县

王卫国　周联兵　王际雄　余修旺　聂晓芳　占志宏　曹　啸　占　迪　江先煌
张志亮　王志鑫　利义民　陈敏峰　吴小霞

宜春市靖安县

赵朝强　舒小裕　严小忠　熊庐靖　舒惠强　段余婷　刘志英　吴春花　陈凯梅
帅　健　舒信民　彭　文

萍乡市上栗县

李　翔　陈相传　黄国辉　袁　林　易家湖　钟艳萍　刘　辉　林雪飞

山 东 省

山东省

徐爱强　郭晓雷　张吉玉　孙波涛　杨大威　高丛丛

烟台市莱州市

张玉杰　徐淑丽　孙秋丽　刘秀玮　姜岩涛　叶　楠　陈秀玲　林　捷　艾同军
赵苑君　孙安娜　卞秀娟　傅国荣　孙明慧　王晓伟　邱睿杰　崔小怡　程念华

张新阁　鹿洪明　王春兰　张丽侠　钟双双　曲欢欢　王雯锐

临沂市沂水县

刘持菊　王维霞　杨汝存　杨登强　张江宝　杨刚强　张宝奇　刘　颖　刘纪兆
陈金锋　郑　敬　衣春涛　公艳梅　张　鹏

德州市陵县（现为陵城区）

王怀峰　褚光霞　石新玲　张　政　刘楠楠　刘晓宇　鲍荣金　董　林　陶艳丽
曹明明　刘宝龙　赵　康　赵　嵩

菏泽市定陶县

单忠宇　许忠华　王丽娜　邵丽艳　王秀丽　李爱英　王金翠　吴喜平　司娜娜
刘　勇　刘素香　台鲁颖　崔　青　李　欣　王　凯　伍洪峰　刘　阳　李云利
肖　倩

淄博市临淄区

李光焰　高　峰　徐宏伟　王　英　卢　斌　韦　洁　马海玲　车颜芬　许立花
叶　红　孙爱君　郭福忠　于祝华　王希赟　郑玉兰　张雪凤　王海燕　张姗姗
王　锐　高志彬　宋　芳　孙晓娟　王　威　刘富强　冯海霞

潍坊市寿光市

耿世平　陈文杰　李乐亭　李保华　刘世昌　隋英杰　郭　昊　张　磊　刘庆顺
王景凤　魏　华　王海蓉　王寿强　王福来　李钦华　侯金第　刘秀伟　韩金鹏
苏　娜　王　利　杨金鹏　常　皓　付宇轩　庄莹莹　沈炜强　郑　靖　刘洪祥
李风霞　张劲海　朱先云　张欣义　丁桂香　李雪梅　靖光梅　杨伟群　国军元
吴华鹏

河　南　省

河南省

朱宝玉　周　刚　冯石献　范　雷　孙盼盼　高　莉　韩　冰　冯化飞　王　轲
夏熙郑　赵铭琴　张铁栓　张　媛

安阳市安阳县

阎志国　王　洁　王姗姗　刘晓丽　杨立志　杨庆霞　张爱芳　郭　芳　冼景裕
曹玉江　任献忠　宋庆飞

南阳市方城县

马景颖　崔志华　李　谱　田向阳　王松华　裴　佳　梁　青　许多良　康建方
张浩森

济源市济源市

武　军　陈正文　郑莹茹　蒋　鹏　王　成　薛志军　赵　强　贾合河　陈雷波
孔艳婷　李庆国　赵迎迎　李延雷　王　涛　任　山

周口市太康县

董　洪　张道林　张朝阳　王健亮　王　恺　刘茂龙　柳　静　江敏杰　符　莘
苏凤灵　王慧霞　郭　辉　廖华礼　霍同辉　张华英　刘文娟　张卫生　张清丽
顾凯迪　张新勇　赵宏伟　姚宗凤

新乡市卫辉市

严玉明　张春燕　陈卫华　马道瑞　曹　立　郭伟伟　甘良玲　段仁刚　李新梅
朱建勇　张晓丽　陈根岑　王玉灵　卞启斌　李卫平　赵吉星　张秀玲　李新凤
杜宝国　韩丽敏　闫子良　马子沅　张志慧　张树雨　李卫伟　任继友　连志明
杨　柳　王在华　张鸿恩　梁保磊

郑州市荥阳市

张春利　肖丽红　李伟华　孙雅琴　田云鹤　卢君鹤　陈盼盼　房子力　楚晓鹏
丁丽娜　陈晓静　付小兵　郑媛星　李　涛　李铁军　陈　艺　任嘉林　巴玉涛
张华强　丁　俊　耿　建

湖　北　省

湖北省

黄希宝　张庆军　张　岚　唐雨萌　李　茜　刘新年　李　权

荆州市公安县

谢朝林　洪　杰　刘先梅　薛维军　龚　春　唐朝芳　田　洋　佘万里　胡长贵

孝感市应城市

陈正东　陈平安　李俊华　舒　凡　田高君　尹　刚　万景鹏　李金鹏　许斯卿
王　月　李华华　周俊勇　周建勇　李志雄　刘志文　吴爱美

随州市随县

吴富国　刘焰东　黄建勋　耿东亮　刘　妮　张加勇　汪春梅　徐　军　杨　槐
杨　威　王　松　周海军　李春芳　杨　波　王小云　陈越男　朱　辉　周先山
唐兴国　冯从山　陈明华　杨凤鸣　周和贵　鲍传会　罗海艳　郭远强　张德涛
黄道付　杜　敏　严双玲　刘国雨　何秀梅　肖　毅　吴汉清　魏　涛　许忠民
汪小凤　冯茹诗　刘邵哲　邱守信

咸宁市嘉鱼县

许志明　胡云毅　刘　庆　张晓华　舒桃源　平　璐　陈圆圆　汤　慧　严　卉
唐金枝　刘　丹　曾　晶　龙勇军　杨　真

湖　南　省

湖南省

李孝君　黄跃龙　陈碧云　胡李平　席　钊

益阳市安化县

田灿辉　罗建辉　谌　芬　张　刚　龚九龙　肖调理

常德市澧县

龚　伟　胡小元　何　敏　冯卫芳　金　强　陆　波　许　挺

郴州市临武县

文宏保　曹玲芳　刘　冰　刘兴发　彭启龙　李　红　曾小玲

湘潭市雨湖区

邓莉芳　袁芳华　唐炎夏　马超颖　谭　文　胡雪琴　王家曼　彭　娟　吴学英

怀化市麻阳苗族自治县

赵　辉　陈启佳　龚湘莲　滕　瑶　陈　洪　周江涛　张长松　刘　丹

广　东　省

广东省

林立丰　邓惠鸿　许燕君　许晓君　夏　亮　余诗诗　周少恩　王　辉　林华亮
曾韦霖　郑劲平　高　怡　周玉民　谢燕清　郭纯兴　梁健玲　胡文清　邓　宇
郑晓涛　钱元新　梁荣光

广州番禺区

王玉林　梁会营　利耀辉　何超文　劳卫民　阮慧红　由　娜

江门市台山市

郑南才　莫兆波　冯绮雯　杨忠伟　余大年　陈伟湛　黄锦池　潘红犟　胡广平
曾春美　黄彩霞　林少波　吴艳璇　张艳娟　李德彬　甄月桂　黄盛芳　陈耀宏
余健章　欧锡怀　甄新萍　陈凤枝　庄春和

云浮市罗定市

罗立旷　陈伟文　黄图华　陈小敏　陈红艳　张乔珍　陈惠谊　李　堃　陈桂明
林韶华　李海勇　谭玉莲　黄　雄　王文龙　彭　楗　廖　莉　封伯英　黄峻立
谭　岳

韶关市翁源县

吴晓惠　肖晓文　张美娜　杨泰萍　李育清　谢晓琴　刘秋英　严　洁　吴宝团
张卫军　林　彬　黄新娣　许晓芳　朱友群　刘伟珍　胡克俭

珠海市斗门区

郭红革　赵金利　陈先锋　滕勇勇　袁伟祥　陈芮晶　李素云　赵柏庆　周伟光
张树权　赵碧霞　梁嘉仪　秦金凤　彭燕玲　李金凤　黄小容

清远市英德市

王国彬　黄金英　何志礼　朱旭豪　苏耀安　江有俊　孙蕊蕊　黄少光　谢太娟
林少芬　谢伟志　叶　青　胡楚敏　谭艳秋　蓝秋欣　黎伟全　聂　静　廖　苑
李玉萍　巫家韬　郑志敏　沈智赟　陈邦辉　李强辉　陈传宜　李世池　江有瑞
赖克衡　陈贵贤　何远红　林志江　林凯波

广西壮族自治区

广西壮族自治区

方钟燎　杨　虹　孟　军　毛　玮　秦秋兰　蔡剑锋　黄金梅　刘　航　农向阳

梧州市蒙山县

黄国骏　李　华　潘庆琪　覃助森　孔　静　唐小梅　莫来梅　温绘椿　曾德光
莫　华　吴正林　张华杰　邱玲敏　黄献峰　何泽美　赵　红　陆　微　蒙巧玲
唐　淦　覃路瑶　梁汉盛　覃英群　欧阳芳　李思孟　龙光炳　蒲建丹　周　俊
黄海燕　覃贵春　盘静华　伍根秀　胡林燕　潘龙媚　陆　颖　陆炳金　陈烘全

龙中青　李先华　何盛坤　曾凯华　兰菊华　黄庆宗　黄洪强　陆　升　易　萍
欧燕萍　邹　炎　冯安革　黄昌刚

柳州市鹿寨县

付波涛　陈献军　阳　立　韦桂华　邢文平　彭万芬　江爱琼　郭思明　蔡梦芸
林业雄　赵　雄　农振英　张高杰　潘务秋　唐　丽　陈柳伶　梁春花　王瑞波
石丽娟　石春霞　刘树云　吴佳佳　刘劲飞　覃兰勤　李世玲　施玉秀　陈胜华
韦春萍　李日光　李林林　吴玉锋　谭忠谋　邓夏娇　唐兰雁　覃彬婵　黄柳细
诸葛晓慧　钟国红　韦云光　郭贵红　覃小秋　汪洁明　杨　智　邱陆涛　张象高

玉林市容县

何其斌　卢彬南　韦文彬　李永新　朱国娜　杨媛婷　覃业钊　李　波　梁　兵
陈丽晓　卜淑雯　彭　勇　曾浩羽　刘　斌　韦祖业　肖　燕　梁万坚　刘　斯
刘静芳　徐红梅

防城港市防城区

陈润河　闭双燕　黄秀龙　黄　其　黄矫健　林思宇　卢日参　许富江　张燕娜
林顶玲　褟羽晨　陈东明

来宾市合山市

杜友群　蒙翠新　兰君珠　罗尔承　杨仕芝　兰海姣　黄海浪　凌溢倩　张迪卓
欧阳丽娟　吴里玲　卢东群　覃秋菊　兰建英　王华庭　卓英芳　陈　琼　韦绵辉
陈玲玲　韦小丹　杨春香　覃爱玲　林　柯　周光华　覃贵丽　李媛媛　罗文美
周世远　黎　曼　曾巧萍　黄宏明　石荣建　蒙定益　苏解挥　韦新宝　蒙海强
黄万意　程娥光　谭韦康　谭学胜

海　南　省

海南省

王丹副　胡锡敏　王红美　符振旺　刘璞瑜

琼海市

符芳敏　黄文帅　林灵恩　董夏汝　颜李丽　彭修月　姜卫东　王祚宇　陈　勇
吴挺妹　李大平　吴军达　吴　川　李　滨　潘家胜　李　川

五指山市

黄大和　符美艳　符颖琪　王晓莹　王槐梅　符孔丸　符卫东　王成贵　杜立文
刘文斌　陈德天　符朝姑　林先亮　黄晓娜　朱小林　黎美坤　符丽婷　庞小飞

重　庆　市

重庆市

丁贤彬　毛德强　沈卓之　陈　婷

渝中区

彭　焱　周　琦　张　雍　汤洪秀　尤　康　彭　静　徐　玲　向　娜　冯月敏
李　丹　李小梅　曾玲莉　牟元余　龚　娟　姚　顺　陶雪琴　唐　倩　谢才花

李谨如　魏梦然　卿　爽　岳　凤

江津区

康纪明　陈　睿　刘　豫　庄雯雯　李中义　杨　媚　余继娥　李　军　赵祖敏
胡桂萍　王　娅　梁　维　黄维兰　王　利　刘士迅　邹晓梅　刘庆红　马伶俐
韩成立　韩晓琴　冷崇莉　李光辉　涂　鹏　刘泽林　田　野　韩准会　张裕强
廖启东　王　渔　杨长娟　邹亚娟　夏　琛　王晓璐

丰都县

崔小平　白先平　湛美东　熊　薇　秦川秀　付亚琴　付　军　刘　琳　彭庆华
蔡淑蓉　陈淑尧　熊春艳　张中江　胡　洲　李秦进　陈雪飞　李　瑛

四 川 省

四川省

吴先萍　邓　颖　陈晓芳　季　奎　胥馨尹　易光辉　王　卓　曾　晶　李　尤
李为民　梁宗安　梁斌苗　王茂筠

自贡市富顺县

钟明良　胡永彬　黄　敏　刘兴莉　牟　莉　邓若冰　关晓旭　雷大勋　李丽萍
宋　敏　陶雅琴　柳华江　谯治国

资阳市乐至县

蒋　春　罗　雪　吴志敏　李　光　雷方君　蒋冬玲　孙　成　金　飒　靳云华
刘　婧　孙　悦　邓　燕　邹　奇　罗大平

成都市双流县

刘德忠　张明秋　王　芳　胡　容　裴宗琴　唐　爽　黄先志　罗　杰

绵阳市盐亭县

杨思永　廖先龙　张　爽　勾云霞　宋　平　杨桂花　王　兵　杜大周

内江市市中区

郭　虎　黄晋川　陈鸿晓　董永年　叶利群　刘小波　姚　波　陈　思　余　洁
甘晓姣　曾　英　罗　熙　李晓维　彭惠敏　袁　俊　王东祥　谭　凯

泸州市泸县

龙维平　王　彬　张明玮　杨志勇　戴志福　熊　君　汪正刚　陈平平　侯　川
康　健　苏永强　赵　燕　张　庆　陈宽华　黄　玲　黄继魁　曾　虹　彭秋凤
张国露　童兴慧　周　敏　周高焱　周　敏　余兆焱　沈莉宏　谢　燕　刘孝成
何锦荣　管德良　赵德萍　刘浪秋　张向北　韩　梅　李　霞　陈小容　罗银莲
赵子翰　陈德清　陈志尧　税建华　伍兴莲　雷德廷　周伍明　陈　霜　邓淑丽
温　蕾　梁　佳　邱宗泽　邓继刚　甘友良　文良叔　刘善来

贵 州 省

贵州省

王定明　刘　涛　孙良先　李　凌　刘　丹　郭生琼　周　婕　徐国红　钱佳北

徐　睿　蔡登华　姚红梅

遵义市习水县

钟　平　张倩影　李仕均　罗庆平　林　宏　林　琳　王　琴　张　文　张林林
朱红叶　袁姗姗　朱　莉　李　娜　段夕维　刘小平

黔南州福泉市

王德新　谌世晖　吴治周　邓梅红　李秀益　刘　国　刘忠鸿　陈艳昌　罗　维
祝　钦　黄飞云　刘彩云　董学咏　王正梅　王雪梅　王海雪　闵永吉　莎　莉
刘武婕　赵　震　叶九艳

黔南州龙里县

温同安　平　波　罗华兰　郑　霞　杜月清　李　娇　任　娟　卢碧亮　姚　敏
张大芬　袁飞象　范　宇　周贤秀　张　雯

毕节市大方县

谢贵华　陈德新　潘林峰　杨永红　卯庆生　林　伟　段官军　高　薇　李　薇
史开燕　余　雪　陈　艳　陈　霞　郑春梅　周　鹏　王　丹

云　南　省

云南省

查　舜　秦明芳　肖义泽　许　雯　杨永芳　陈　杨　石青萍　邵　英　苗　雅
任思颖　成会荣

楚雄彝族自治州大姚县

陆荣安　祖家香　赵宗和　李海燕　陈剑芬　陈丽萍　马建琼　曹建雄　沈学凯
张学超　洪　丽　蔡字艳　吴晓云　杨建峰　余昌国　何正华

保山市龙陵县

李家堂　瞿春平　张晓芳　杨福娣　尹彩会　寸勐震　李　艳　张仁专　何　云

德宏傣族景颇族自治州瑞丽市

刘　邦　马建松　杨丽香　杨　旭　刘　唐　马莹莹　汪成波　张丛娇　史　伟
苏明华　杨自洪　李绍义　陈小凤　李　克　杨春改　冯德妹　张翰茹　郑玲仙
朱　莹　戴伦保　杨海建　杨绍彬　姜　荷

德宏傣族景颇族自治州梁河县

赵　雯　柯自富　龚凤勤　江松柏　闫建春　孙新芹　吴　娟　张国珍　方永兴
周黎明　车传茂　李杏梅　孙艳锦　李　萍　赵加芳　尹可盼　方江艳　肖秋萍
江赛云　梁必仙　李继国　常忠烨　董培书　钱加志　周　容　奎建学　杨助平
江艳玲　张发传　寸桂萍

普洱市思茅区

陈朝年　金　丽　何应刚　杨飞龙　夏聃荣　李泽新　温广生　梅玉林　刘春才

西藏自治区

西藏自治区

国　胜　嘎玛仓决

林芝地区林芝县

黄兴建　索朗白玛　包海玉　白玛措姆　唐　露　次仁措姆　牛海英　李　静
张丽丽　谢小飞　王　楠　张　睿

那曲地区那曲县

杨　蕾　拉　珍　拉　片　祁发海　刘元鹏　卓玛央吉　仁青扎西　次仁措姆
边巴多吉

陕 西 省

陕西省

刘　峰　马金刚　飒日娜　李　曼　李亚军　王艳平　胡志平　李　敏

渭南市华阴市

黄晓鸽　党晓峰　庞　华　赵晓妹　李　洁　杨江利　杨　蓉　王　莹　王建强
李　婧　贺改雄　郭红英　王翠玲

宝鸡市陈仓区

张海红　魏　雪　王娇娇　张丽君　蒋佩霖　杨　波　杨思特　高亚勇　毛向明
强　丽　闫　兴　何　倩　张银梅　王宝庆　崔　恒　尚亚舟　王　丹

西安市临潼区

宋晓曼　董艳娜　郑　英　郑　斌　王哲宇　王　玺　朱　宇　黄　敏　郑　涛
赵　超　李新红　张　丹　高　院　杨建勇　王　峰　王　猛　马　凡

甘 肃 省

甘肃省

格鹏飞　任晓岚　赵红军　陈莉娟　常利军　张　静　董彩霞　席金恩　刘舒瑜
宋桂杭

酒泉市敦煌市

司长源　淳志明　殷海燕　甘金江　郑　莉　杨　龙　樊丽英　王　磊　刘旭艳
关　蕊

陇南市成县

任晓明　雷卫东　张乾良　马国强　赵小菊　陈　娟　贺继鹏　胡亚娟　陈谢会
权兴平　安对强

庆阳市正宁县

雷阳波　田　野　王选程　杨婷婷　石会霞　杨小东　曹会琴　樊志超　吉丽萍
赵　雪　樊小宾　先红艳　唐英丽　王正东　张　元　彭文婷

青 海 省

青海省

周敏茹　吕　林　李　鹏　刘　刚　毛　旭　沙琼玥　郭淑玲　周素霞　郑　莹

海南藏族自治州贵德县

周　珉　祁贵海　贺永庆　马晓玲　文化源　仲晓春　王建忠

海东市循化县

马承才　周　宁　马晓红　马晓青　马永哲　秦光武　韩玉萍　董燕玲　白雪琴
韩美花　祝君楠　韩福兰　陈　俊　马智善　韩　媛　绽子龙　马国珍　韩菊英
明桢婷　韩雅婷　韩海姐　韩海米都　马大吾　拜　梅　张　晓　马廷福　韩真忠
韩晓东　胡晓兰

西宁市城中区

范顺治　乜国需　史艳艳　杨永泉　李宣蓉　郭　玲　邓　杰　赵　艳　周荣玲
赵雪梅

宁夏回族自治区

宁夏回族自治区

赵建华　杨艺　张银娥　马　芳　田　园　靳雅男　谢　帆　王晓莉　张旭华
郑西卫

银川市永宁县

施云涛　董岸岸　纳文华　秦艳峰　武　炜　马丽娟　章慧贤　杜海洋　邵亮靓
蒯莹　张倩　董方鹏　高瑞隆　蔡　超　李海燕　蒋文才

吴忠市利通区

李志萍　刘梅花　马晓明　马晓蕊　王凯仕　苗　蓉　李克玲　马　卉　马宏宇
张红林　马艳婷　彭　莉　丁菊花　马玉梅　张凤琴　张红娟

吴忠市同心县

黑耀月　周邦同　马凤玉　马秀琴　江晓宁　马丽琼　马晓芳　吴学玲　丁东东
马青春　马金兰　杨燕　撒燕　马勇　王维平

新疆维吾尔自治区

新疆维吾尔自治区

倪明健　刘来新　张　荣　廖佩花　者　炜　张云君　关玉梅
热依汗古丽·吐尼亚孜　朱朝辉　陈忠元龙

巴音郭楞蒙古自治州库尔勒市

叶　健　杨丽琴　木克热木·于努斯　阿里亚·艾合买提　周　溢　周士静　赵雅玲
段银桥

伊犁哈萨克自治州尼勒克县

康永贞　尼米夏　俞兆林　丁慧云　黎　君　叶斯哈提　努尔江　艾布扎　艾丽玛
贺兆军　贾慧梅　才　仁　胡　瑜　叶尔肯拜

阿勒泰地区哈巴河县

高金华　赵　江　宣文成　赵水英　孙新环　靳　丽　李欢欢　卢俊丽　阿依古丽
吕晓云　布尔列斯

附录九　工作照片

（一）国家专家组成立　● ● ●

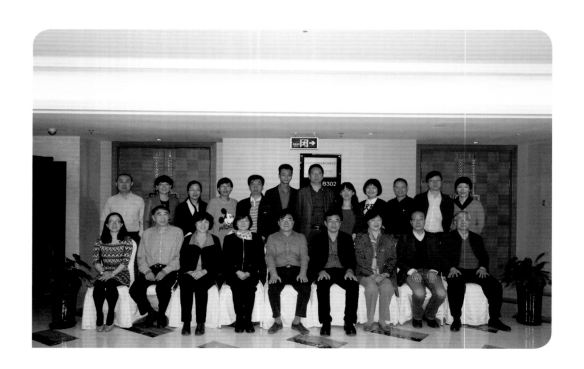

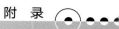

（二）方案制订及预调查　● ● ●

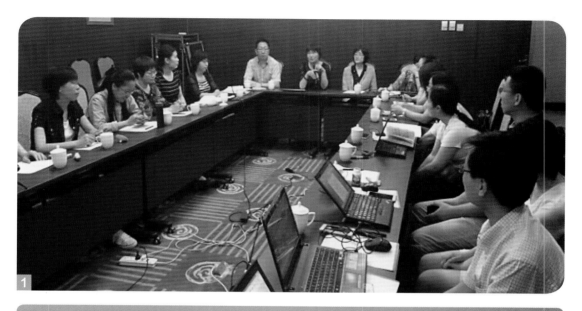

1　方案及操作手册讨论

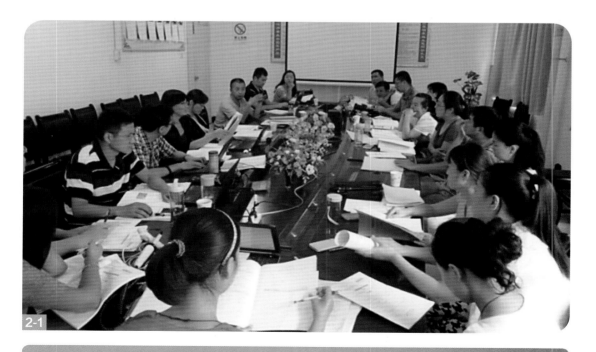

2-1　预调查

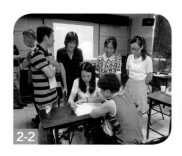

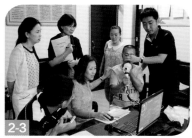

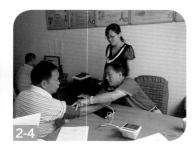

2-2 问卷调查   2-3 肺功能检查   2-4 血压测量

（三）国家级启动培训

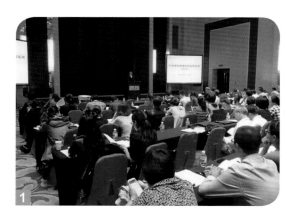

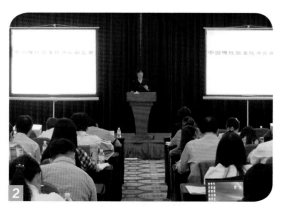

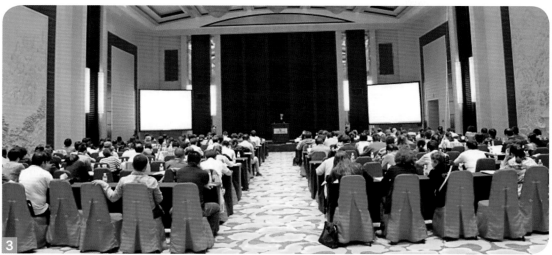

1~3 国家级培训

（四）肺功能检查培训

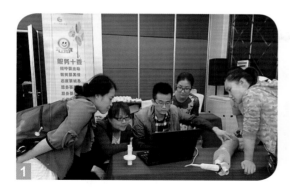

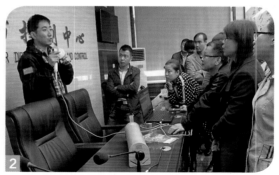

1~2　肺功能检查操作讲解

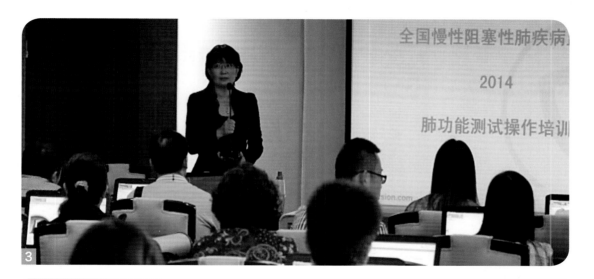

3　肺功能检查培训

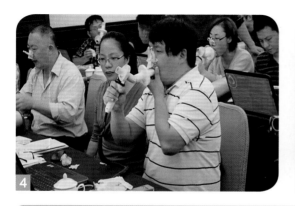

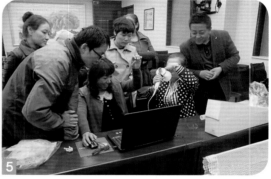

4~5　肺功能检查练习

（五）信息系统培训

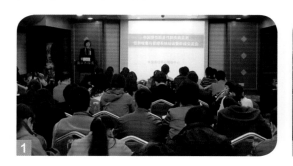
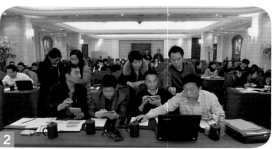

1~2 信息系统培训

（六）肺功能质控培训

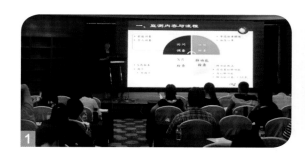
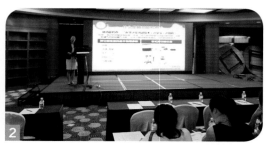

1~2 肺功能检查质控培训

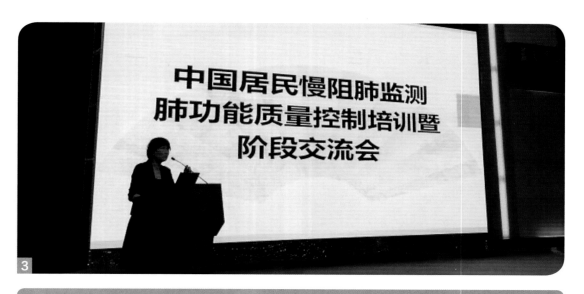

3 肺功能检查质控阶段交流

（七）现场调查

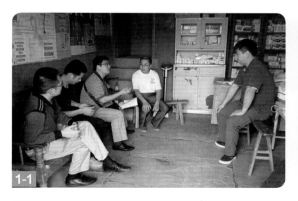
1-1

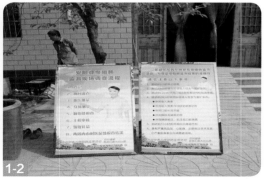
1-2

| 1-1 | 现场动员 | 1-2 | 调查现场流程图和注意事项 |

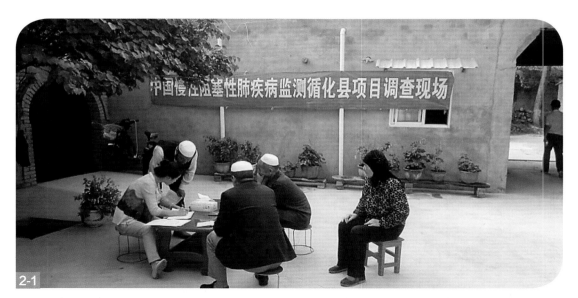
2-1

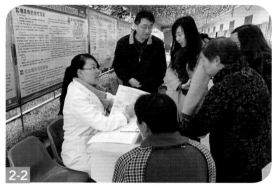
2-2

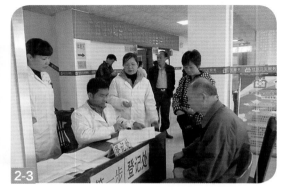
2-3

2-1~2-3 核实调查对象身份

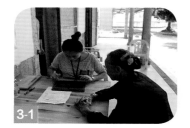

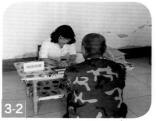

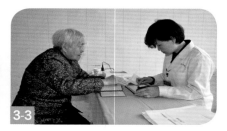

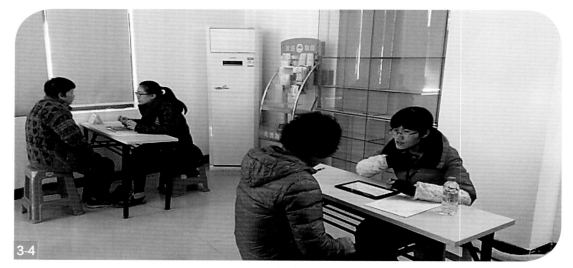

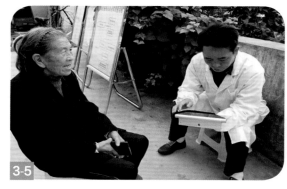

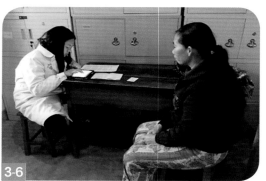

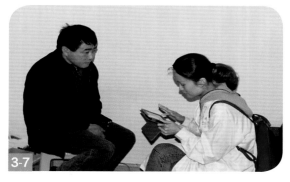

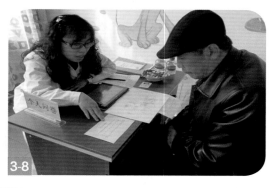

3-1~3-8　问卷调查

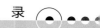

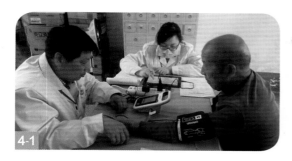
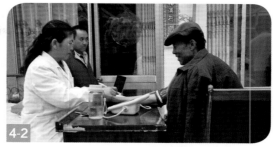

4-1~4-2　血压测量

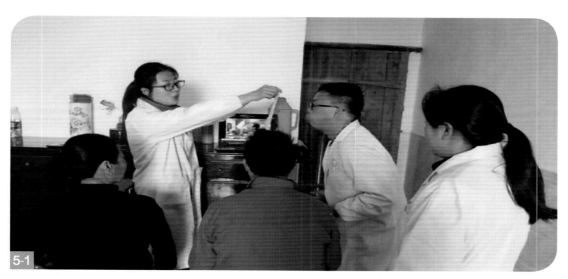

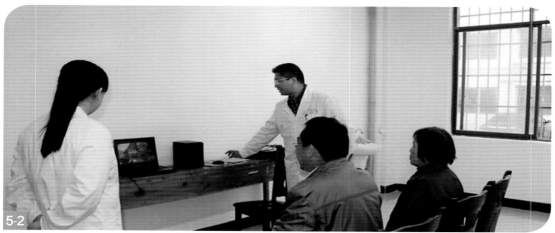

5-1~5-2　肺功能检查操作演示与练习

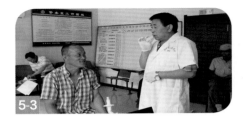

5-3

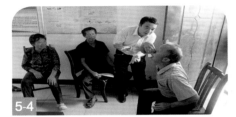

5-4

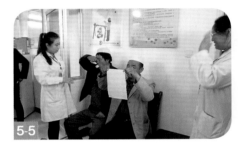

5-5

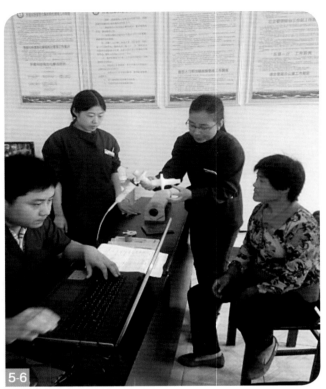

5-6

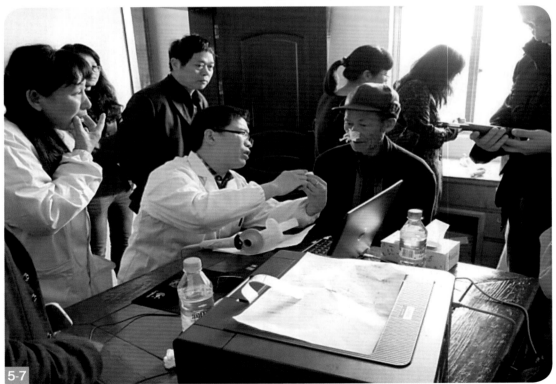

5-7

5-3~5-7　肺功能检查操作演示与练习

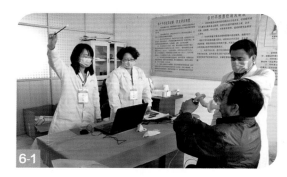

6-1

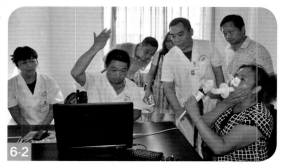

6-2

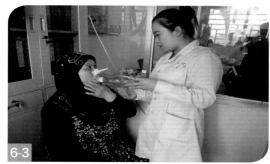

6-3

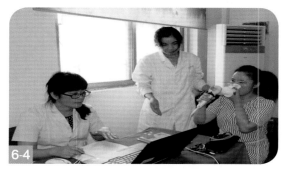

6-4

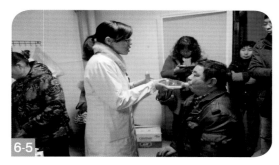

6-5

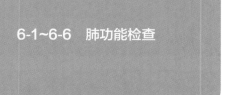

6-1~6-6　肺功能检查

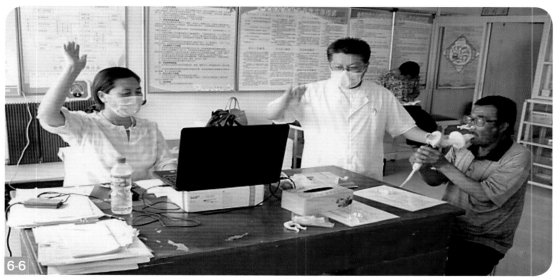

6-6

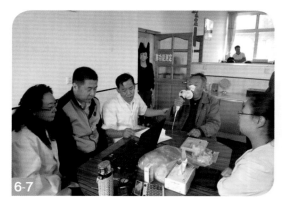

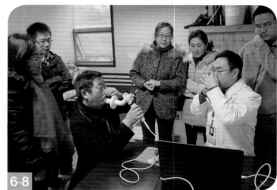

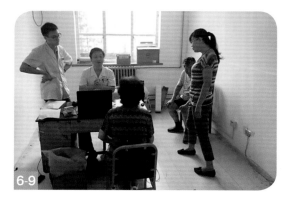

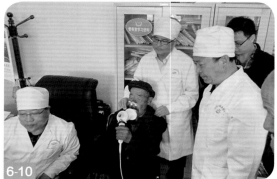

6-7~6-10 肺功能检查

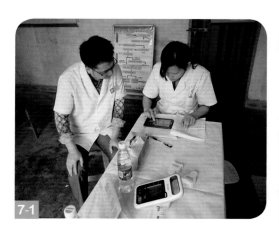

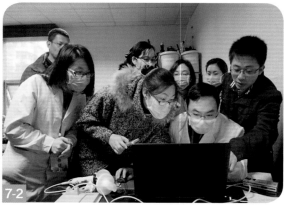

7-1~7-2 核查数据

（八）现场督导 •••

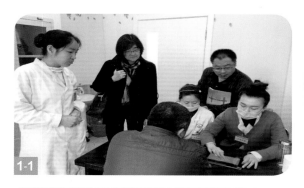

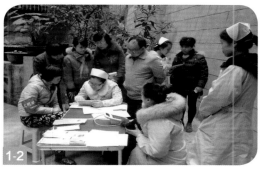

1-1~1-2　督导问卷调查

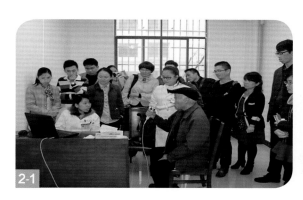

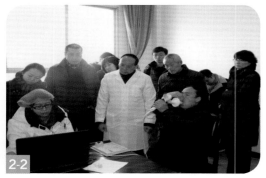

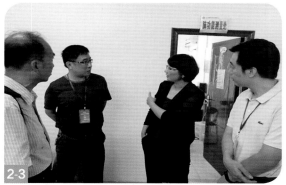

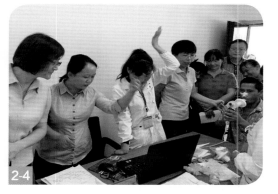

2-1~2-4　督导肺功能检查

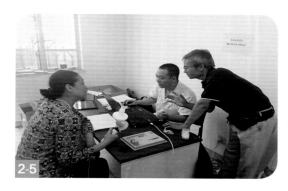

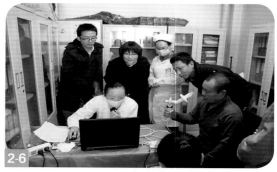

2-5~2-6　督导肺功能检查

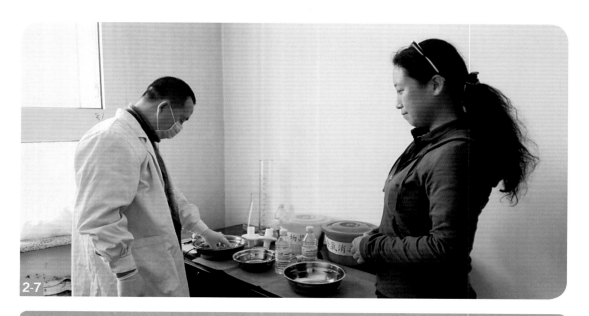

2-7　督导肺功能仪清洗消毒

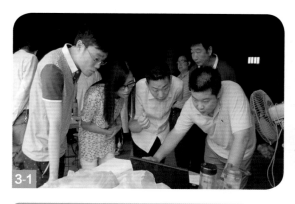

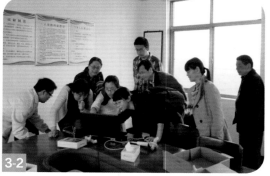

3-1~3-2　核查数据

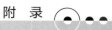

4-1　现场审核转签单

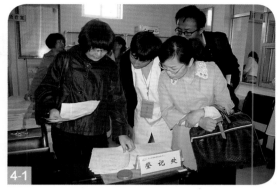

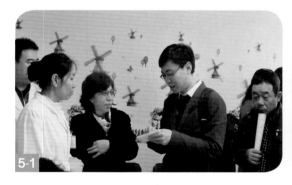

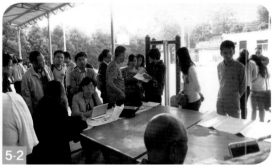

5-1~5-2　现场解答疑问

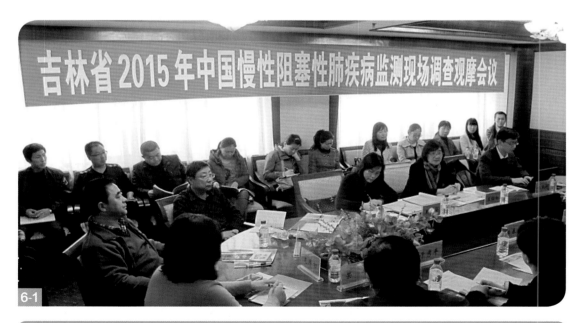

6-1　现场座谈与交流

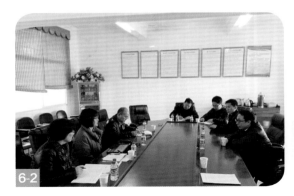

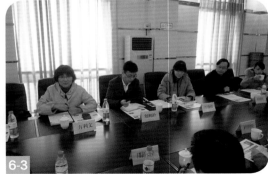

6-2~6-3 现场座谈与交流

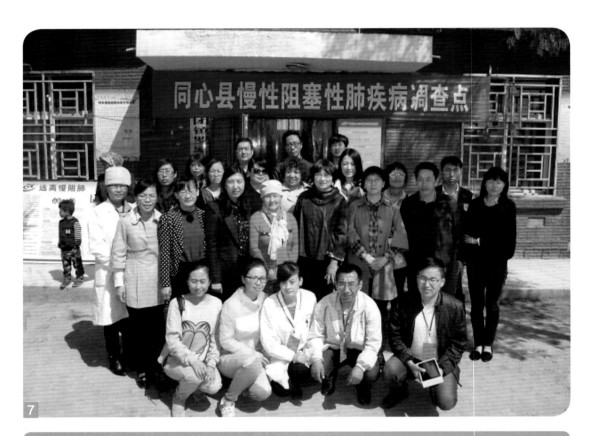

7 督导人员与现场工作人员

（九）支援新疆监测工作

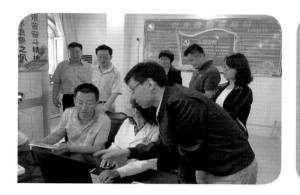

1 对新疆库尔勒市进行技术支持

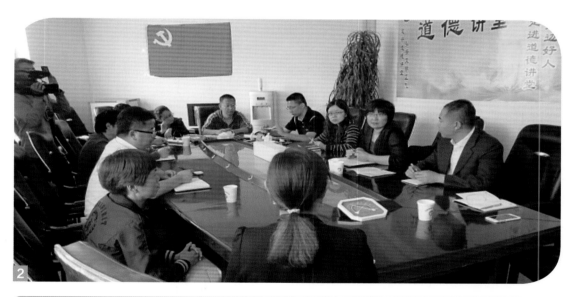

2 对新疆尼勒克县进行技术支持

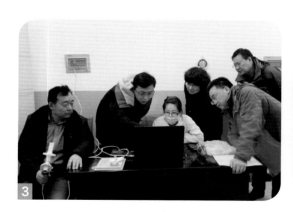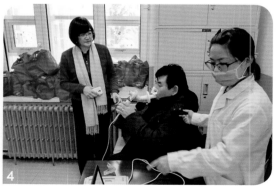

3~4 对新疆哈巴河县进行技术支持

（十）支援西藏监测工作

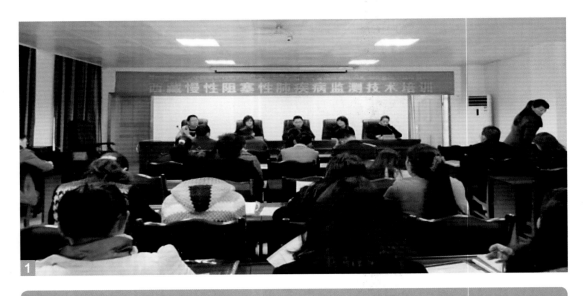

1　支持西藏培训

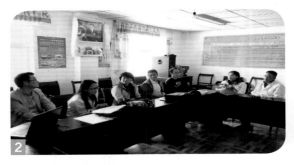

2　与西藏林芝工作人员进行交流　　　　3　对西藏林芝提供技术支持

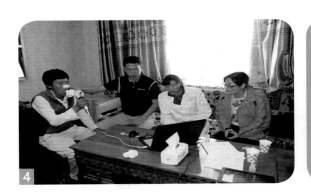

4　对西藏那曲提供技术支持